精神科看護

THE JAPANESE JOURNAL OF PSYCHIATRIC NURSING

2020.7 CONTENTS
vol.47 通巻334号

JN091263

職員のメンタルヘルスを支える
― 新型コロナウイルス感染症の不安のなかで ―

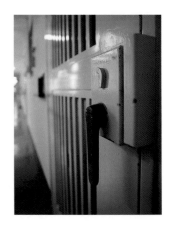

職員のメンタルヘルスを支える
—新型コロナウイルス感染症の不安のなかで—

◉ リエゾンチームによるメンタルサポート ◉
◉ 新型コロナウイルスがもたらした不安と葛藤 ◉
◉ 孤立させない，つなぐ支援の必要性 ◉
◉ 言語化を促すことで孤立を防ぐ ◉
◉ "危機"状況でのメンタルヘルス対策 ◉
◉【座談会】新型コロナウイルス感染症へのスタッフの不安とどう向き合うか ◉

特集にあたって

◉編集部◉

　新型コロナウイルス感染症の世界的な流行の拡大に伴い，医療機関への負担は増している。その状況下にあって，医療体制を維持するため現場で働く職員たちの心理的負担は大きい。有効な治療薬，ワクチンがいまだ存在していない未知のウイルスに対して，感染対策物品の不足による心もとなさ，あるゆる情報が錯綜するメディアからの報道に影響され，「自分が感染するのでは？」「自分がほかの人にうつしてしまうのでは？」という不安や緊張感が高まる。抱えたストレスは，個人の日常生活にはもちろん，組織の円滑な業務遂行にとって支障となる。これは看護部以外の職員にもあてはまることだ。現在起きている問題は，新型コロナウイルス感染症の流行拡大以前から燻っていた諸問題が，非常事態において顕在化したものとも考えられる。職員のメンタルヘルスをケアすることは，長期的に未知のウイルスへ立ち向かうためにも喫緊の課題だ。

　本特集では，職員のメンタルヘルスを支援するための方策として，看護職者が行った取り組みの実例と，組織内の環境を改善するための方略を紹介した。また，座談会では訪問看護ステーションから生の声をお届けする。人との接触を極力避けるよう求められているなかで，本特集を通じて「孤立」を防ぐため，「つながり」の大切さがよりいっそう感じられる内容となった。困難に不安を感じているのはあなた1人ではない。仲間がいるということを感じてほしい。

リエゾンチームによる メンタルサポート

病棟内外のラウンドにより見えてきたもの

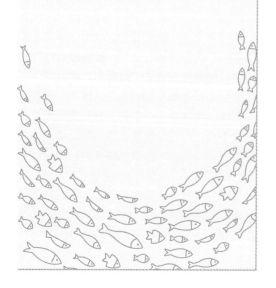

執筆者

国民健康保険小松市民病院（石川県小松市）
リエゾンチーム／精神科認定看護師
塚谷大輔 つかたに だいすけ

同 リエゾンチーム／看護師長／
精神科認定看護師
北 由希 きた ゆき

当院における新型コロナウイルス感染症への対応状況

　国民健康保険小松市民病院（以下，当院）は石川県南加賀地域の基幹病院として27の診療科，病床数340床を有している。第二種感染症指定医療機関としての役割もあるため，新型コロナウイルス感染症の流行当初から患者の受け入れ態勢や対応方法について，医師や感染管理認定看護師らを中心として検討され，実践してきた経緯がある。診察やPCR検査については行政が定めた基準にしたがって実施していたが，徐々に増える陽性患者，医療物資の不足など刻々と変化する情勢により当院でも病棟編成やPPEについてくり返し検討，修正がなされてきた現状がある。

取り組みの発足の経緯

　当院のリエゾンチームは2016（平成28）年12月に発足し，精神疾患や精神症状を有する患者

支援を主として活動している。しかしそれ以外にも職員のメンタルヘルス相談や自殺企図患者の再企図防止の取り組みにも力を入れてきた。現在のリエゾンチームメンバーは，コアメンバーとして非常勤のリエゾン医，常勤の精神科医，精神科認定看護師2名，作業療法士，サブメンバーとして非常勤の公認心理師，精神保健福祉士2名，精神科に勤務している薬剤師である。

　今回の新型コロナウイルス感染症の流行当初から，感染症患者に対応するスタッフやサポートするスタッフなど，病院全体で感染にまつわる不安や仕事内容の変化による混乱などのざわつきがあった。そのなかにおいて私たちリエゾンチームに何ができるのかを考えた際，精神科認定看護師のメリットを活かし，石川県内の認定看護師たちや精神科医に相談し，職員のメンタルサポートについて検討した。その方法は後に述べる。

　看護部長にリエゾンチームでメンタルサポートラウンドを行いたいことを相談し，院長にも伝えていただいたところ，「自分たち管理者が直接スタッフに話を聞くのも1つだが，場合によっては現場職員は言いたいことが言えないかもしれない。ぜひ，専門的立場から，メンタルサポートをお願いしたい」と快諾を得た。その後リエゾンチームが当院のコロナ対策の枠組みに「メンタルサポートチームによるリスクコミュニケーション」と位置づけられることとなった。

メンタルサポートの実施

1) リーフレット作成

　はじめに，院内全職員に対して「新型コロナウイルス感染症に対応する職員の方へ」というリーフレットを作成した。内容については日本赤十字社が作成したリーフレットを参考にして専門用語をできるだけ少なくし，院内で働くすべての人にわかりやすいものとした。また院長が職員全員に向けて発信した「自分1人ですべてを背負うのではなく，ほかの人に支援や援助を頼み，休息して家族との時間を有効に過ごし，セルフケアすることも重要です。困りごとや悩みも自分の心にしまわずに相談しましょう。みんなで一致団結し，難局を乗り越えましょう」という言葉を織り交ぜることで，病院組織が1人1人を守ることを印象づけた。ストレス緩和を目的とした「呼吸法」についての動画QRコードを載せることで簡単にスマートフォンなどによる視聴ができる工夫も行った。リーフレットは全職員に配布することとし，同時に「リーフレットを一読してもらいたいこと，いつでも携帯できるようポケットサイズで作成したこと，メンタルサポートチームが随時ラウンドを行うため気軽に相談できること」などを院内メールにて告知した。

2) ラウンドの実施

　メンタルサポートラウンドをどのように行うかについてチーム内で検討した結果，看護師と作業療法士を含む2名ずつで行うこと，1人1人に声をかけていき話しやすい雰囲気をつくること，できるだけ頻回に顔を見せることでチームの存在を意識づけること，精神的不調をきたしている人を把握した際には場所を変えて話を聞く時間を設けること，などとした。そのうえで，ラウンドを最重要部署（感染症受け入れ病棟，PCR検査に携わることが多い救急の現場に携わ

る人たち）から実施していくこととした。またラウンドで得た言葉や情報については逐語録としてまとめ，各部署をまわった後にチームスタッフ全員で分析することとした。

活動時間は14〜16時までの2時間として4月13日からラウンドを開始した。まずは感染症受け入れ病棟に行き，メンタルサポートチームとして訪問したことを伝え，新型コロナウイルスとかかわることに対する不安な思いや，病院組織に求めること，自分なりのストレス対処法などを尋ねた。そこでは多くの看護師が，新型コロナウイルス感染症に罹患した患者の対応を行っていることでストレスを抱えているという言葉が聞かれた。なかでも多かったのは，「自分が感染する可能性があることは覚悟している。しかし，自分の家族に感染させてしまうのではないかという不安が強い」という意見であった。表情や態度も決して明るくはなく，悲壮感がただよう印象であった。また自分の思いやストレスを積極的に話すことができる看護師がいる一方で，「あぁ，はい，大丈夫です……」と表現するのをためらっているような印象を受ける看護師もいた。

救急外来を多く担当する人たちから聞かれた診察介助や検査実施の際の不安やストレスは，陽性患者と接することで自身が感染源になってしまうのではないかという内容が多く聞かれた。また，検査対応など患者1人に対応する時間が長いこともストレスと考える人が多かった。

そのほかの院内ラウンドでは，感染症受け入れ病棟をつくるためにその病棟にいた患者をほかの病棟に振り分けたため，受け持ち患者人数が多くなったことや普段あまり対応しない疾患

の患者を受け入れるなど，仕事に対する不安や業務量の負担などの言葉が聞かれた。しかし，「感染症受け入れ病棟はたいへんだから」と思いを口にすることをためらうスタッフも多かった。

また，病棟以外でも，外来・総務課・検査科・薬剤科・放射線科・薬剤科など，その場その場での不安や負担が聞かれた。しかし，なかでも特に気になった部署は外部委託の職員が配置されている部署であった。特に受付などの事務担当職員，栄養部における調理師，中央監視センター職員などへのラウンドを行った際には，個人防護や患者・家族の対応，業種間での連絡不備などから不安に感じる方も多かった。また，「いま，医療従事者はクローズアップされており，称えられることが目立っている。しかし，職種にするとどうしても医師や看護師に目を向けられがち。その気持ちもわからなくはないが，そのほかの部署も同じようにさまざまな対応などを行っている。それをこうして同等に思って話を聞いてもらえるだけで気持ちが楽になることができた」と語る人もいた。また全般的に聞かれたこととして，通常の状況であれば聞かれることのない病院の状況を家族や友人，子どもを預けている保育士などから聞かれることが多く，その対応に苦慮しているということであった。

ただ，不安ばかりではなく「意外と大丈夫」や，「院内に感染管理認定看護師がいるから，正しい知識を教えてくれるので大丈夫」などの言葉も多く聞くことができた。

逐語録の分析

すべての部署をまわった後に逐語録としてまとめたものをチーム内で分析した。方法についてはKJ法のように逐語を1つ1つに分解し，「組織に改善要求ができるもの」「引き続き話を聞いていくなどの継続したメンタルサポートが必要なもの」「前向きな意見であり，対処の必要がないもの」の3つに分けた。このまとめたものを看護部に提供し，組織全体で共有するとともに改善要求について検討を依頼した。

また分析として，感染症受け入れ病棟のスタッフがなかなか思いを言えない理由は，聞き手の性別の問題や，同じ境遇や立場の人間ではないメンタルサポートチームに言いづらいということもあるのかと考えられた。そのため，聞き手は性別を変えたり，また同じ境遇の方と話しあう自助の場をもつことも大切だと伝えることにした。

そのほかの部署ではラウンドを実践することで，会社という母体は違っても，同じ組織のなかで働く仲間であり，協同体であることを意識づけることができ，「同じ病院職員として扱ってもらえて少し安心できた」などの言葉も聞かれたことから，今後も継続してラウンドをする必要性を感じた。

現在の状況

分析後，看護部長より「ラウンドをし，逐語録を分析して，組織に提供してくれたことで，自分たち管理者のメンタルヘルスにも役立った。自分たちも，何をスタッフにしてあげればよいのか常に悩んでいた。思ったよりスタッフが元気だったこと，委託業者への配慮など気づかなかったことも知ることができ，よかった」と言われ，自分たちの取り組みに評価されたことは，メンタルサポートチームとしても活動意欲につながった。

執筆時（2020〈令和2〉年6月1日現在）のラウンドについては，最重要部署については週に2回，そのほかの部署については2週間に1度のペースで行っている。ラウンド開始直後と比較すると，患者対応に徐々に慣れてきたこと，PPEの徹底にて自分たちが感染するリスクは低いこと，陽性患者数の減少により実質労働負担が減少したことなどから，職員全体としてのストレスや不安は軽減してきていることがうかがえる。たしかに，本稿の執筆時には感染者数は大幅に減り，全国の緊急事態宣言も解除されている。しかし有効的なワクチンや薬剤はまだ確立しておらず，今後第二波，第三波の感染拡大も懸念されている状況のなか，私たち医療現場は気を緩めることなく対応し続けていかなければならない。そのため慢性的なストレスを受け続ける現状を鑑み，メンタルサポートを継続していく必要がある。また，日本赤十字社は「不安は人から人にまたたく間に伝わります（第2の感染症）。恐怖心は人間の自己保存本能を刺激し，ウイルスに接触したとみなされる人を日常生活から遠ざけたり，嫌悪したり，差別的に扱ったりする現象が生じます（第3の感染症）」[1]と述べているように第3の感染症のもとは，知識不足や不安であるため，今後も院内の感染管理認定看護師らとともに職員のメンタルヘルスを支えていきたいと考える。

個人防護具の選択 いずれの場合でも患者にはサージカルマスクを着用させる		
必要な個人防護具 Ⓐ 手袋 長袖ガウン N95マスク キャップ アイシールド （ゴーグル） 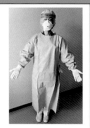	Ⓑ 手袋 長袖エプロン サージカルマスク アイシールド （ゴーグル） キャップ （必要時） 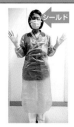	Ⓒ 手袋 サージカルマスク アイシールド （ゴーグル）
場面 激しい咳嗽を浴びる場合 長時間にわたり患者とかかわる場合 （入院病棟） 例）気道吸引・気管内挿管・挿管介助，下気道検体採取などエアロゾルが発生する処置 長時間に及ぶ清潔ケア CPA対応時，心臓マッサージ施行時，大声で叫ぶ，暴れる患者の抑制時	上気道検体採取をする場合 直接患者と接触する場合 患者のふれた環境表面に衣服が接触する場合 例）身体診察，採血などの処置，短時間かつ軽介助の清潔ケア，移乗に介助を要する患者の送迎・レントゲン撮影・CT撮影，呼吸器症状がある患者との会話・問診	患者に直接接触しない場合 例）呼吸器症状のないマスク着用患者との会話・問診，配膳程度のかかわり，自立患者の送迎・レントゲン撮影・CT 発熱外来，救急医療センターで発熱者を対応する場合は，初期段階からCで対応しましょう。

図1　患者対応を行う方法を可視化し周知

事例紹介

1）濃厚接触者へのインタビュー

　当院では感染流行早期の段階から，対応場面に応じた個人防護具の選択を可視化し（図1）患者対応を行う方法を周知した。また，患者対応後の職員が精神的・身体的ストレスを軽減させリフレッシュできることを目的としてホテルの一区画を借り，休息・宿泊の利用することができた。

　詳細については簡易にとどめておくが，ある陽性疑い患者を受け入れ，のちに陽性と判明した際にかかわったスタッフ数名が，濃厚接触者となった。すぐに病院組織全体で状況を整理・検討し，当事者は自宅待機，もしくはホテル待機することとなった。多くの当事者はホテルで

の生活を選択し，PCR検査を実施するまでの期間をそこで過ごすこととなった。その間当事者同士はスマートフォンのSNS機能を利用したグループで話せる場をつくり，いま感じている気持ちについて話しあった。大きく分けて分類すると，①自分が感染しているかもしれない不安，②避難するまでの間に自分の家族に感染を伝播させているかもしれない不安，③仕事を休むことになった申し訳なさ，の3つに分けることができた。いずれも自分を責めてしまう感情ばかりが頭に浮かび，ただ時が過ぎるのを待っていたのだが，同じ境遇となった者同士が自分の感情を声に出すことで支えになったと感じたようである。また環境を整えた病院の一室を利用し，臨床心理士を加えて話しあえる時間が設けられた。

　あえてその場では精神科認定看護師は介入せ

ず，上記3つの思いについて話しあった。そのなかで「自分たちが陰性だとわかり，早く復職したい」という言葉がみんなから聞かれていた。そこで臨床心理士は「今回の出来事で自分が思うより体力，気力ともに低下している。がんばりすぎず，復職については時間をかけて，もとのペースに戻ったほうがよい」などの提言があり，みんなが理解し納得できたようである。さまざまな配慮や支援などを受けられたことで当事者たちは復職することができた。当事者本人，支える同志，支援する専門職，組織がうまく機能した結果，メンタルヘルスに大きな不調をきたさなかった事例なのではないかと考える。施設や病院，団体などでさまざまな違いはあるだろうが，メンタルヘルスの維持には支援していく組織にも相応の配慮と実行力が必要だといえる。

2）委託業者へのインタビュー

当院は市の施設であり，多くの委託業者が参入している。そのなかで今回は食事をつくる業者からの不安について着目した。「自分たちは食事をつくる際に必要なマスクを使用しているが，それは唾液の混入を防ぐ程度の薄いものであり，看護師らがつけているものとは違う。しかも経営母体自体がマスク不足で，この薄いマスクを3回洗濯するまで交換してもらえない。この現状で感染症受け入れ病棟に食事を配膳しに行かねばならず，不安でならない」，また「病院に勤務しているというだけで，直接患者にかかわらなくても，保育園で子どもの預かりを拒否される」などの言葉であった。同じ病院で働いていてもそのような実態は知らず，非常に悲しく心苦しく感じた。この件に関しては分析を

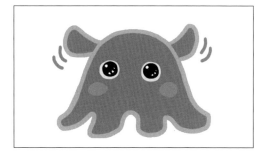

写真1　メンタルサポートと深海生物のメンダコをかけた当院リエゾンチームの公式キャラクター「めんたぽ」

待たず，すぐに看護部長に報告し，総務課に伝えてもらい対応した。のちのラウンドで委託業者から，「配膳時には医療用マスクをもらえるようになった」と笑顔で言っていたのが印象的だった。

謝辞

今回の執筆に関して，早期から相談・協力していただいた方々，内情の公表を快諾してくださった病院組織，インタビューにご協力していただいたみなさま方，さまざまな情報をくださった専門家のみなさまに対し，心から感謝いたします。

〈引用・参考文献〉

1）日本赤十字社：新型コロナウイルスの3つの顔を知ろう！
http://www.jrc.or.jp/activity/saigai/news/200326_006124.html（2020年6月1日最終閲覧）.

新型コロナウイルスがもたらした不安と葛藤

看護職者へのメンタルヘルス支援①

執筆者

朝日大学保健医療学部講師（岐阜県瑞穂市）
ぎふ精神看護検討会代表／精神看護専門看護師
桐山啓一郎　きりやま けいいちろう

　まずCOVID-19（以下，新型コロナウイルス）に感染され亡くなられた方々のご冥福を心よりお祈り申し上げます。そして，闘病しておられます多くの方々の1日も早い回復を願っております。

はじめに

　2019（令和元）年末から2020（令和2）年はじめにかけて中国武漢市における新型コロナウイルスの感染拡大が報道され始めた。報道開始時点では対岸の火事としてとらえられる傾向があり，ここまで世界中に広がると予測した人は少なかったと思われる。わが国では2020年2月ごろから新型コロナウイルスの流行を認めはじめた。横浜港に停泊していたクルーズ船の乗客・乗員の方々の感染や国内で人から人への感染が確認されると，次々に感染者が増加し，全国的な感染拡大を認めた。それ以降，5月末まで看護職者を含む医療従事者は3か月以上にわたり極度の緊張状態にあった。看護職者のみではなく，医療従事者以外を含めて多くの方々が心身ともに疲弊しておられるが，本誌は看護系の雑誌のため，看護職者に焦点化することをお許し願いたい。本稿執筆時点（2020年5月末）でも終息傾向にあるとはいえ新規感染者の方もおら

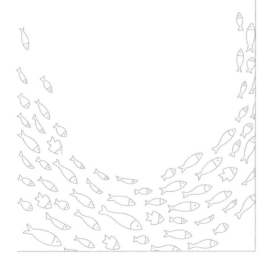

れ，第二波に対する警戒も強い。本誌編集部から執筆の依頼を受けた際，感染の終息を認めず多数の看護職者が現場で奮闘されている段階で執筆することを迷った。検討の末，本稿が看護職者のみなさまをはじめ新型コロナウイルスに対応しておられる方々に少しでもお役に立てれば，と考え受諾した。

従来のメンタルヘルス支援との差異

1）未知の不安と感情労働による疲労

　新型コロナウイルスの特徴の1つは，未知のウイルスであることだ。わが国で人から人への感染が確認されて以降，数多くの情報が連日報道された。新興感染症であるがゆえ，報道される情報には不確実なものも含まれていた。毎日報道される有名人の犠牲や，明確な予防法・ワクチン・治療薬のない状況は人々に不安を生じさせた。われわれがこれまで国内で対応してきたインフルエンザ，MRSA（メチシリン耐性黄色ブドウ球菌）などの感染症は，予防法や治療法がある程度確立されていたため，新型コロナウイルスほどに恐怖を覚えることはなかった。

　新型コロナウイルスの感染拡大と，それに伴う報道の過熱は看護職者にも多大な不安を生じさせた。看護職者が病院で発熱などの新型コロナウイルス感染症を疑う症状を呈している方と出会うとき，少なからず自分自身の感染や自分を媒介した家族などへの感染のリスクを考えたのではないだろうか。そして，多少なりとも対象者とかかわることに抵抗を抱いたと思われる。

　私自身も救急外来で勤務した経験があり，インフルエンザ流行期には自分や自分を媒介とした家族の感染を気にしていたものの，予防接種を受けていたり，治療薬の存在により一定の安心感を得ていた。しかし，新型コロナウイルスは，感染予防に一定の知識を有する医療従事者といえども予防しきれない不安を抱かずにはいられなかった。そして，その不安はできれば感染源から遠ざかりたいという思いを生じさせたと思われる。これは，誰もが思うことであり，医療従事者の方々の声として多く報道されている。看護職者は，新興感染症と対峙する者として当然抱え得る不安と，社会的な責任感や人を助けたいという善意との間に葛藤を抱きながら勤務していたと思われる。そして，看護職者として人を助けなければならない使命を有しているにもかかわらず，勤務することをためらってしまった自分を「患者に不誠実な『悪い看護師』」[1]と責めることもあったと考えられる。

　葛藤を抱いたことすら責めている状況は，武井[1]の指摘する感情労働による疲労であり，看護職者をより苦しめたのではないだろうか。新型コロナウイルスは未知のウイルスであるため，看護職者に多くの不安や葛藤，自責の念を生じさせ，看護実践活動に影響を及ぼしたと考えられる。看護職者のメンタルヘルス相談に際し，当然起こり得る陰性感情について肯定することも必要であったと考える。

2）看護職者やその家族への社会的なプレッシャー

　新型コロナウイルスに関連した社会的な動きとして，医療従事者へのプレッシャーがあげられる。日本赤十字社の資料[2]でも指摘されているが，新型コロナウイルス感染症の流行により，人々の認知は他責的かつ排他的に傾いてい

た。結果，新型コロナウイルス感染症に対応していなくとも，病院に勤務しているという事実のみで社会から敬遠されることもあったようである。具体的には，子どもを公園で遊ばせていると帰宅するように依頼される，タクシーへの乗車を断られる，保育園で自分の子どものみ別の部屋で保育されるなどの現象が見られた。新型コロナウイルスの潜伏期間は14日と長く，無症状の場合もあるため感染者の選別が難しい。

　看護職者への社会的な敬遠は少しでも感染を予防したいという思いからの行動であったと考えられる。一方で，筆者は看護職者もしくはその家族のみ感染リスクが高いというエビデンスを執筆時点では把握していない。感染に対する不安から，他責的かつ排他的な認知に傾いた結果の行動であると思われる。誰しもに生じ得る認知のゆがみであるが，社会的な孤立を感じ，つらい思いをされた看護職者がおられたことは事実である。離職希望を示した看護職者もおられたと聞いている。前述した行動をとった方々も新型コロナウイルスに関するさまざまな不安を抱えている。行動を少しでも収めるには，社会的な不安を解消するために相談を受けつけたり，行政や病院など組織として社会に向けて説明してもらうなどの対応があげられる。

　しかしながら，新型コロナウイルスへの感染が拡大している状況では社会に向けた速やかな対応は難しかったと考えられる。看護職者のなかには，自衛のため，政府や都道府県からの要請に加え，さらに行動を自粛していた方々もおられた。ただし，日本看護倫理学会の声明[3]をはじめ，さまざまな機関が医療従事者を支援するメッセージを発信してくださった。結果，看護職者への理解は徐々に広まったと考える。筆

者は新型コロナウイルス流行前までの看護実践で最前線で活動する看護職者への社会的な批判を経験したことはなかった。おそらく，多くの看護職者も未経験ではないだろうか。看護職者やその家族への社会的なプレッシャーは新型コロナウイルスの急激な感染拡大により生じた現象と言えると考える。

3）身体的健康保持

　新型コロナウイルスに対応されていた看護職者のなかには，自分を媒介とした家族などへの感染を予防するため自宅に帰らない選択をした方々がおられた。メンタルヘルスを維持するためには，身体的健康の保持は欠かせない。医療従事者の現状が伝わるにつれ，宿泊施設などが無料や安価で提供されたが，自衛するしかなかった段階や地域もあった。身体的疲弊は心理的疲弊を強化する。仕事を終えた後に休息の場となる自宅に帰ることができず，身体的に健康を保つことが難しかった看護職者の存在も新型コロナウイルス感染症の流行における特徴である。

4）病院全体における緊張の連鎖

　新型コロナウイルスの感染拡大に伴い，平時には感染症に対応していなかった病棟や看護職者が対応せざるを得ない状況が発生した。対応することになった病院では，対応する病棟に所属する看護職者はもちろん，すべての医療従事者に緊張を生じた。そして緊張はさまざまな方面に転移したと思われる。まず，新型コロナウイルスの受け入れが打診されることで，病院の管理部門に緊張を生じる。さらに，スタッフの選定や，医療機器の移動，感染予防のためのゾーニングなど，さまざまな準備が始まること

で，受け入れの事実が院内に広まり，すべての勤務者に緊張を生じる。

緊張の背景には，上述の「1)」で述べた未知の不安がある。なかでも，新型コロナウイルス感染症に対応する病棟で勤務することになった看護師，外来などで窓口に立つ看護師，検体を取り扱う検査部門などは緊張が強い。新型コロナウイルス感染症による肺炎は重症化すると人工呼吸器などの管理が必要になるため，人工呼吸器を取り扱える中堅以上の看護師が各病棟から集められる。結果，新型コロナウイルスに対応していない病棟は中堅がいないことで手薄になり，混乱する。

一方で新型コロナウイルス感染症に対応している病棟はそれまで一緒に勤務していない看護職員の集まりのため，チームとして活動できるまで一定の時間を要する。その間，混乱や対人的な摩擦を生じる。新型コロナウイルスに直接対応しているか否かで差はあるものの，病院に勤務している誰もが緊張状態にあったと考えられる。個人の緊張が病院組織全体に連鎖し，さまざまな混乱や摩擦を生じたことも新型コロナウイルス感染症の流行における特徴と思われる。

新型コロナウイルスに対応している看護職者へのメンタルヘルス支援

1) できる限り対面に近い状況を用いたやりとり

20年ほど前に離職予防の観点から看護職者のメンタルヘルス支援が着目された。以降，看護管理者や看護部の教育担当者，精神看護専門看護師などがその役割を担ってきた。新型コロナ

ウイルス流行下でも，基礎的な傾聴に関する技法などはこれまでの経験の蓄積を基盤に実践していた。困難だったのは，感染拡大防止の観点から対面での面接を行えないことであった。

新型コロナウイルス感染症の流行前，看護職者のメンタルヘルス支援は基本的に対面で行っていた。対面することで不安や苦痛を抱える看護職者に安心を提供し，時間をかけて関係性を構築しつつ，支援していた。しかし，新型コロナウイルスの流行により，その方法を選択できなくなった。そのため，少し勝手は違うもののメールや電話，ZoomなどのWeb会議ツールを使用した。先にあげた方法のうち，対面に次いで有効であったのはZoomなどのツールであった。画面を介してでも見知った人間と対面できたとき，相談した側，された側とも思わず表情が緩んだ。インターネットの接続状況にもよるが，リアルタイムで話しているのとほぼ同じ感覚でやりとりができたため，直接会って話している状況に準じた環境であったように思う。Zoomなどの導入の難点として，最初の接続時に使用方法に迷うことがあげられる。そのため，画像つきで使用方法の手引きを作成した。できる限りわかりやすく，簡単に接続できることを説明し，面接したいという気持ちに影響しないように配慮した。面接の内容の詳細は個人情報保護のため説明はできないが，つらい思いを吐き出してもらい，カタルシス効果を提供することを心がけていた。

Web会議ツールでの情報交換やその効果については，p.020に詳しいので参照してほしい。

2) 看護管理者からのねぎらい

新型コロナウイルス感染症の流行は看護職

者にかかわらず多くの人に強いストレス状態を強いている。一般的にストレスに対応するためには，情動志向型もしくは問題志向型のコーピングスタイルを選択する。新型コロナウイルス感染症の流行下においては，根本の問題解決とは流行の終息をさし，対応している渦中の医療従事者のメンタルヘルス支援に適していなかった。もちろん，組織における対人関係などにおいて問題解決をはかることは可能であったが，混乱の渦中にあるなかで早急な解決は難しかった。そのため，まずは情動志向型のコーピングを選択せざるを得なかった。前述したインターネットなどを使用したやりとりもその一環であった。ほかには筆者ではなく管理者にねぎらってもらうことを提案した。看護職者は感染拡大防止のため，人の立ち入りをできる限り制限した閉鎖環境で勤務していた。患者に直接かかわる者同士でしか交流がなく，孤独な状況であった。看護職者にとって，自分たちは組織から隔絶されたところで勤務している，自分たちは見放されているのかもしれないなどの陰性感情を抱きやすい環境といえた。そのため，後述するわれわれが作成した資料には，看護管理者向けに感染拡大にできる限り配慮しつつ，直接現場に出向いてねぎらっていただきたいという説明を加えた。後日，管理者に直接現場を見に来て自分たちの困難な状況を聞いてもらえるだけでもうれしかったという看護職者の声を聞いた。

3）スタッフ間の関係安定のための組織内の情報共有

　新型コロナウイルス感染症の流行に対して，病院レベルで明確な対応を決めることは難しかった。執筆時点でも感染経路などが明らかにな

っていないことも多い。未知の感染症であるがゆえに，国や都道府県の対応も混乱した。前日決まった対応が翌日変更になることもあった。全国レベル，都道府県レベルで対応が変わるため，現場の病院は大きく混乱した。病院の上層部も情報収集に手を焼いていた。上層部が情報をもっていないため，現場はどう対応してよいかわからず，物資の不足なども影響して混乱を生じた。看護職者は日勤と夜勤の変則勤務である。前の勤務帯での対応が次の勤務帯では異なる事態も生じた。あわせて，各勤務帯で新しい情報が流れたため，スタッフ間で有している情報が異なり，混乱を助長した。情報がないことや自分のもっている情報が二転三転することは，看護職者に不安を生じさせた。

　そして，不安は怒りに発展し，部下―上司，同僚間の不和の種になった。自分だけが知らない状況や自分の知っていることと違うことが起きている状況は，対人関係上の不信を招いていた。そのため，管理者，中間管理者，スタッフそれぞれに，たとえ病院長といえども有していない情報があること，情報の変化はいつでも生じることを資料で提示し，混乱から不安そして怒りへの感情の連鎖を断とうと試みた。また，管理者や中間管理者には情報管理に注意を払い，部分的な情報を特定の人のみに流さないこともお願いした。さらに，感染拡大防止のため，職場外での対面交流が制限されるなか，職場内は貴重な対面の場であることもつけ加えた。対面して話しあえることは，関係性が良好であればあるほど心理的安定をもたらす。筆者は病棟内に入ることはできなかったため効果の検証はできていないが，情報の質，量ともに安定していない状況下では必要だったと考えている。

ぎふ精神看護検討会の活動

ぎふ精神看護検討会は，岐阜県内の精神看護の質的向上を目的として所属施設を超えて活動している[4]。メンバーは，本誌に執筆させていただいている精神看護専門看護師や，精神科病院・精神科病棟の看護師，訪問看護師，精神科デイケアの看護師，精神看護学教員などである。普段は概ね2か月に1回程度の頻度で事例検討会や勉強会などを開催している。初回の事例検討会開始から5年が経過している。

新型コロナウイルス感染症の流行を踏まえ，検討会では3つの活動を行った。1つ目は，看護職者のメンタルヘルスに関連する資料の作成だ。新型コロナウイルス感染症の流行に対して各種機関が発行した資料や，震災時のメンタルヘルス支援活動，独自の聞きとりをもとに，看護現場の実情に即した資料となるよう心がけて作成した。また，県内の看護管理者を対象とした相談窓口も開設した。2つ目は精神科病棟向けの新型コロナウイルス対策に関する資料作成である。精神症状により感染予防行動が難しい対象者の方々へのかかわりについて感染症看護専門看護師の監修を得て案内した。本資料は日本精神科看護協会岐阜県支部の協力を経て県内の精神科病院などに配布した。3つ目はリモート検討会の開催である。5月中旬に10名以上の参加者が自分たちの現状を交流し，困りごとに対しての示唆を得た。自分たちの実践現場での対応を相談することに有用であったが，何よりも定期的に集まっているメンバーの顔を見ることができた安堵があった。リモート検討会の開催で非日常のなかに少しの日常を感じることができ，筆者も気持ちの落ち着きを実感した。

おわりに

全国の緊急事態宣言は解除されたものの，第二波への懸念は続いている。マスクなどの流通量が少ないなかで不安を抱えながら生活しておられる看護の対象者の方々，次の流行に備えておられる看護職者の方々，実習や就職活動が満足にできず不安を抱えている看護学生，それぞれの立場での緊張の日々は継続している。1人にできることは限られているが，これまでのつながりをさまざまな方法で活用することで少しの安定を得られるのではないかと思う。誰もがつらい状況にあるからこそ，少しずつでもつながることの価値を感じる。1日でも早く日常を取り戻すために，新型コロナウイルス感染症の終息を心より願っている。

〈引用・参考文献〉
1）武井麻子：感情と看護 人とのかかわりを職業とすることの意味．医学書院，p.51-60，2001.
2）日本赤十字社：新型コロナウイルス感染症（COVID-19）に対応する職員のためのサポートガイド．http://www.jrc.or.jp/activity/saigai/news/200330_006139.html（2020年6月3日最終閲覧）
3）日本看護倫理学会：新型コロナウイルスと闘う医療従事者に敬意を　日本看護倫理学会声明．http://jnea.net/pdf/200403-covid.pdf（2020年6月3日最終閲覧）
4）桐山啓一郎，小野悟，村岡大志，高島孝晃，伊藤環，石川かおり：岐阜県における精神看護専門看護師の役割開発 看護管理者の支援と「ぎふ精神看護検討会」．看護管理，27（12），p.1018-1021，2017.

孤立させない，つなぐ支援の必要性

看護職者へのメンタルヘルス支援②

執筆者

岐阜保健大学看護学部（岐阜県岐阜市）
講師／精神看護専門看護師
小野 悟 おの さとる

終わりの見えない感染症

　新型コロナウイルス感染症（COVID-19）に関しては5月，全国的に緊急事態宣言が解除され，自粛要請の解除とともに徐々に「新たな生活様式」になじみつつありますが，まだまだ新たな感染も確認されており，依然として予断を許さない状況にあります。

　このたびの新型コロナウイルス感染症の全国的な拡大により，医療現場での看護師の身体的・精神的疲弊は日に日に増大しました。それは感染リスクと隣り合わせのなか，新型コロナウイルス感染者受け入れ病棟で働く看護師のみならず，受け入れ準備を整える病棟においても経験したことのない感染症そのものへの恐怖心，自分もいつ感染するかわからないという不安とともに，自分が接触することでほかの人に感染させてしまうのではないかといった心理的負担は非常に大きくなっていました。それはまさに危機的状況にあり，それぞれに応じたメンタルヘルス支援のニーズが非常に高まっています。特に感染症に関する状況は日々刻々と変化しており，終わりの見えない自粛要請も伴い医療従事者は職場，家庭において非常にストレスフルな状況下にありました。また一部では偏見や差別による心ない対応を受けるといった複雑

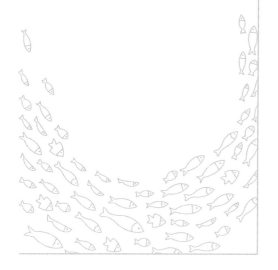

な要因が絡み，長期的なメンタルヘルス支援が必要となっています（新型コロナウイルス感染症におけるメンタルヘルス支援の特徴に関してはp.011に詳しい）。

岐阜県下の感染状況

岐阜県では2月26日に新規感染者が確認され，3月中旬から徐々に感染者が増え，4月初旬には2桁の感染者数で推移しました。4月7日に政府から緊急事態宣言が出され，岐阜県ではいくつかのクラスター（感染者集団）が発生し，4月16日には重点的に感染拡大防止の取り組みを進める必要がある"特定警戒都道府県"に指定され，かなり緊迫した状況にありました。4月後半からは徐々に新規感染者が減少し，5月初旬に感染が確認されてからは新たな感染者は確認されていませんでしたが，6月に入り新たに1名の感染が確認されています。感染者数は累計151人，死亡者7名となっています（6月2日現在）。

今後起こり得る可能性のある第二波に備えて，これまでの経緯を振り返りながら，新型コロナウイルス感染症に関連した看護師のメンタルヘルスへの影響にはどのようなものがあったのか，それらに対してどういった支援が必要になるのかについて，精神看護専門看護師としての活動内容から考えていきます。

看護師のメンタルヘルスへの影響

私は今年4月から岐阜保健大学看護学部看護学科精神看護学の講師として着任し，週に1度公益社団法人岐阜病院で精神看護専門看護師として活動をしております。新型コロナウイルス感染症に関連するメンタルヘルス支援に関しては，大学に所属する組織外の精神看護専門看護師として主にメールや電話などで支援を行っています。

4月初旬には瞬く間に感染が拡大し，新型コロナウイルス感染症患者受け入れ病棟の準備が始まるとともに，病棟では徐々に身近に迫る感染症に対する不安や恐怖心が高まっていました。このころは緊急事態宣言下にあり，不要不急の外出の自粛，三密の回避など，さまざまな施設の営業自粛によって，看護師は自宅と職場の往復のみになり，限られた人間関係と行動を制限されたなかでの日常生活となりました。孤立した環境は職場や家庭でのストレスなどについて，話を聞く，共感する，慰め，認めるといった情緒的サポートを得ることや適切なストレスコーピングする機会をも減少させてしまいました。

新型コロナウイルス感染症に
関連するストレスによる心身への影響

長時間のストレスにさらされると不安や，イライラ，落ち着かない，過食や不食などの心理面や行動面での反応のみならず，動機や頭痛，倦怠感，不眠といった身体面への反応も見られるようになります。崔炯仁（精神科医：医療法人稲門会いわくら病院）は，「COVID-19パンデミックによる医療崩壊が危惧される状況にある医療者の心理状態は総じて過覚醒（hyper arousal），持続的なトラウマ（心的外傷）受傷の

中にある。持続的な過覚醒状態で起こりうることとして，注意範囲の狭窄や他人を断じるような白黒思考，怒りなどの感情，罪悪感や孤立感が起こる。さらに長期にわたる場合には，人に助けを求めることができなくなる抱え込みや燃え尽きなども起こりうる」[1]としています。

特に新型コロナウイルス感染症の影響として，日本赤十字社の「新型コロナウイルスの3つの顔を知ろう！　負のスパイラルを断ち切るために」[2]のなかでは，第1の感染症「病気」，第2の感染症「不安」と第3の感染症として「差別」をあげており，それらがつながっていることを示しました。

今回，私が新型コロナウイルス感染症に関連する相談をいただいたなかにも，正体不明の感染症に起因する長期間のストレスからさまざまな心理的反応が生じ，組織に対する不満や葛藤から軋轢につながることもありました。また，周囲からの差別や偏見を体験し，いっそう孤立感を深めてしまうケースや，差別や偏見が怖く，話したいけど話せないという抱え込みにより心身の不調，不安を抱えつつも勤務を継続し，さらに疲弊してしまうという状況もありました。

ストレスフルな状況下に誰もが陥る心理的反応

特に自粛生活中においては，連日さまざまなメディアで新型コロナウイルス感染症に伴う感染者数や死者数が報道され，一部では感染者を非難するような批判的論調に知らず知らずのうちに同調してしまい，"自分は絶対に（組織のなかの）感染者第1号にはなりたくない，感染し

たらいったい何を言われるか……"といった周囲の反応への恐怖心を抱くこともありました。また，自分自身も感染した人や自粛をしていないようにみえる人を批判的にとらえてしまうという状況に気づき，自己嫌悪に陥り罪悪感を抱くこともありました。そういった体験からは，いつ誰が偏見を抱く加害者側になってしまうかもしれないという危うさとそれほどまでに強い不安や不信，恐怖と孤立した状況が背景にあることを痛感しました。しかし支援者としては，極度の不安や恐怖を抱くストレス状況下では，実はこのような心理的反応は誰にでも起こり得る反応であり，個人の特性などではないことを理解しておく必要があります。

新型コロナウイルス感染症に関連するメンタルヘルス支援

新型コロナウイルス感染症に伴うメンタルヘルス支援をさせていただく立場として私が大切にしたのは，まずは対象者の①身体への影響を十分にアセスメントすること，②心的疲労度（緊急性）を見極めること，③相手の求めるニーズを見極めていくことでした。

特に①については長期間のストレス反応は自律神経や内分泌系など，身体面に及ぼす影響が大きくなります。そういった変化は"何かいつもと違う"という外観（表情や姿勢，視線，口調など）に対する印象から，ある程度判断もできます。食事や睡眠状況などをさりげなく聞きながら情報収集し，判断していました。②については語られる内容とその反応から抑うつ傾向などの思考パターンを見極め，サポートの有無

についても確認していきました。緊急性が高く，さらなる専門的支援につなげる必要性や休職などの組織的理解につなげていくには，適切に見極めていく必要があると感じています。

③については特に今回のコロナ禍においては，組織外の支援者として直接対象者にお会いして支援できないため，無理に相手の感情を表出させるのではなく「話したい」と思うことだけを話してもらい，その労をねぎらい，傾聴や共感，承認といった情緒的サポートを中心に展開しました。特に自分は組織外の支援者として，まずは新型コロナウイルス感染症に伴う混乱のなか，高い使命感をもって尽力している姿勢に敬意をもって接することを心がけました。

コロナウイルス感染症に伴う看護師のニーズ

支援のなかでは，新型コロナウイルスの感染対策について自分たちの取り組みは本当にこれでよいのか，努力はしているもののそれが誰からも認められない現状，切迫した臨床現場では不安や不満について十分に吐き出す機会がないこと，他施設の取り組みに関する情報を得る機会がないことが共通していました。

これらからは，新型コロナウイルス感染症に伴う身体的・心理的疲労が積み重なっていること，自粛生活により普段の交友関係が絶たれてしまい思いを語る場（聞いてもらう場）がないことなどから，現場の看護師は強く孤立感を抱いていることが考えられ，顔の見える関係でつながりたい，自分の思いを聞いてほしいという切実なニーズがあると感じられました。

情緒的サポートを受けられる場の必要性

情緒的サポートなどの他者からのソーシャルサポートや社会的ネットワークには，心理的ストレス反応緩衝効果があるとされ，サポートを受けられるという主観的期待や信念が重要な要因になります[3]。新型コロナウイルス感染症に関するメンタルヘルス支援においては日本赤十字社や全国の大学などからさまざまな資料が作成されていますが，それらを参考に病院や訪問看護など，具体的に困難と直面している現場の方々と顔の見える環境で意見交換を行うことによって，つながりを実感し，抱える思いを表出することによる心理的ストレスの軽減や必要とされる支援を見出すことのできる場の確保が必要ではないかと考えました。

そこで上記のニーズにもとづいて4月下旬，精神科病院や総合病院精神科，精神科訪問看護を実践されている看護師の方々と看護大学の教員合わせて8〜9名の方にご参加いただき，Web会議ツールである"Zoom"を用いたオンラインミーティングを開催しました。ミーティングには気軽に参加できるよう対象者は特に限定せず，希望すれば誰もが参加が可能で途中入退室も可としました。

今回の新型コロナウイルス感染症に関しては感染に伴う身体的影響はもちろん，不安・恐怖が増大する心理的感染症，偏見や差別といった社会的感染症の一面をあわせもっています。そのため開催にあたっては，Zoomを用いたオンラインミーティングの場が心理的安心感・安全感を得られる場とするため，①ここでの話で個

人情報を含む内容はここだけにとどめておくこと，②話したくないことは無理に話さなくてもよいこと，③それぞれの価値観を尊重することを前提とすることをミーティング開始時に示しました。

オンラインミーティングでの情報交換とその効果

1) オンラインミーティングの実施

初対面の方もいたためにまずは自己紹介から実施し，お互いの所属を確認したうえで，新型コロナウイルスの感染拡大に伴い，①現場で苦労していること，②患者対応で工夫していること，③スタッフへのメンタルヘルス支援について自由に意見交換しました。

苦労していることとしては，「患者が自由に外出してしまう。なかなか現状を理解してもらえない」「マスクなどの必要な物資がない」「新型コロナウイルスに関連した幻聴や妄想で状態が悪くなっている」「認知症の患者は感染対策をお伝えしても徹底できないため，看護師が標準予防策を徹底するしかない」「もし感染患者が入ってきたらどうするのかイメージできていない」「感染対策として何をしたらいいのかが，わからない」などの患者やスタッフの反応とその対応に関する戸惑いがうかがえました。

2) 苦労していることだけでなく前向きな思考も

苦労している思いを吐き出すことも，もちろん重要ですが，このような閉塞的な状況下でも前向きな思考も取り入れられるよう各施設で工夫していることの情報交換を行いました。

工夫していることとして「資料を用いてスタッフ向け，患者向けに勉強会を実施している」「患者から"自分たちにも何かできないか"という発言があり，余った衣類の布やいらなくなったパンツのゴムでスタッフと一緒に楽しみながらマスクをつくっている」「マスクなどが不足しているため，家族に手紙で協力を呼びかけたら大量のマスクなどが届き，家族との関係性構築ができた」「音楽をかけながら手洗いをしている」「スタッフから患者の対応について不安や不満が非常に多く聞かれるようになった。まずは努力している点について承認し，それら不安について上司に報告し，具体的対応策として書面にして示したことで不安や不満が減少した」「看護師はとにかく患者のために必死にやっているが，それらの努力はきっと自分たちにも返ってくると伝えている」など，この状況下だからこそ患者と楽しみながら感染対策を進めたりする工夫を共有することができました。

また，このコロナ禍では以前から組織内に存在していた諸々の関係性における軋轢のようなものが顕在化する傾向もありますが，その具体的不安への対処法を明確に示すことができれば逆にサポーティブな関係性にも発展できるのではないでしょうか。ただ，そのためにはスタッフの活動を承認・調整できる技術も必要になります。

3) 教育的な情報提供を日常生活支援場面に活かす

ある程度，意見交換をしたのちに"ぎふ精神看護検討会（p.015）"で作成した看護師のメンタルヘルス支援についてのパワーポイント資料を

提示して意見をいただきました。「新型コロナウイルス感染症とわかって受け入れることはあまりないかもしれないが，入院後に新型コロナウイルス感染陽性となるケースはありそう。そういったケースはあまり想定していなかったが，今後検討していかなければならない」「日常生活のなかで精神科病院は閉鎖的空間であり，もしもち込まれたら集団感染になりかねない。自分たちの標準予防策の徹底がやはり重要」「唾液に関しては，飛沫感染の観点からは抗精神病薬を服用しているため，流涎が多くなりやすいため十分注意すべき。この点について再認識するきっかけになった」など介助用のコップの取り扱いや入浴など精神科特有の日常生活支援場面における情報交換もすることができました。

4) 顔の見えるコミュニケーションの効果

　オンラインミーティングは操作に慣れていないこともありましたが，2時間程度活発な意見交換で有意義に終えることができました。オンラインミーティングの感想として，「患者もスタッフも深刻になりがちだが，楽しみながら行うことが重要だとわかった」「自分の病院だけでなく，ほかの病院でどのような困難があって，どのように工夫しているのかを知ることはとても参考になる」「顔を見て話せるのは癒され，安心できる」という感想をいただきました。

つなぐ（LINK）支援の重要性

　日本精神保健看護学会は5月に『COVID-19の対応に従事する医療者を組織外から支援する人のための相談支援ガイドライン』[4]を示し，感

染症対策に従事する人や組織の負担を軽減するには，組織内の人的資源にすべてを委ねなくてもいいような社会的ネットワーク（つながり）の構築が必要であると述べています。また，心理的支援を行う際のサイコロジカル・ファースト・エイドの原則として，「みる（LOOK），きく（LISTEN），つなぐ（LINK）」ことが重要であるとしています。

　組織外の相談者の場合，直接組織の問題に関与して解決することは難しく，またそこに相談者の期待があるわけではなく，電話ではなく顔を見て話し，自分の思いを受けとめてほしいというニーズがあることを再認識することができました。オンラインミーティングのなかで情報交換された内容が，他者にとっては解決に向けた重要なヒントとなることもあります。今回のオンラインミーティングでは安心・安全な環境下で他施設のスタッフの話に参加者が熱心に耳を傾け，「つなぐ」ことで感染対策の現状と不安に関する情報を共有することができ，自分だけが苦しんでいるわけではないことに気づき，さらに顔の見える環境に癒しが得られ心理的ストレス軽減に寄与できたのではないかと考えます。

今後の効果的なメンタルヘルス支援に向けて

　今回は現場の看護師を孤立させないため，情緒的支援のなかでも「つなぐ（LINK）」という支援を中心に振り返りましたが，ただやみくもにつないだのではありません。その「つなぐ」支援の背景には新型コロナウイルス感染症に関連

する資料を用いた情報提供を行う教育的支援，話をしやすい環境を醸し出すことのできる看護師への参加依頼，私自身が他者にも共有したいと思える活動を実践している看護師，思いを聞いてほしいというニーズを抱える看護師などをつなぎ，より効果的な情報共有ができる場の調整を心がけました。その関係性は互いに承認される相乗効果をつくりだすことにもつながったと考えます。

　まだまだオンラインミーティングに関しては慣れない部分も多いですが，新たな生活様式としてこういったツールを効果的に活用していくことも必要ではないかと考えています。

相談支援する側のセルフメンテナンス

　私自身も今回の取り組みにおいてはつながりのある専門看護師や大学教員のスーパーバイズをいただきながら，またチームとして支え合いながら支援を進めてきました。看護師のメンタルヘルス支援は決して1人で抱えきれるものではなく，支援者自身のセルフメンテナンスも疎かにしてはいけません。

　今回のオンラインミーティングでも共有されましたが，この状況下で患者の不安を緩和するために患者とともに楽しみながらマスクをつくるという発想や，音楽をかけながら手を洗うというかかわりは本当にすばらしいと感じました。これらのかかわりをとおして患者にとって看護師は支えてくれる存在となり，不安を楽しみに変えるというかかわりは新型コロナウイルス感染症の自分の生活への影響など，現実的な意味づけ（認知）を変えることにもつながります。この状況下においても現場ではさまざまな工夫によって患者に寄り添った看護が着実に実践されていることにあらためて敬意を抱きました。

＊今回，新型コロナウイルス感染症に関連するメンタルヘルス支援において，その社会的背景から相談ケースの具体を示すことができないことについてご理解いただきますようお願いいたします。

〈引用・参考文献〉
1）崔炯仁：COVID19感染に対応する医療従事者のセルフメンテナンスとメンタルサポートについて．http://mentalization.umin.ne.jp/selfmaintainance_against_covid19_20200423.pdf（2020年6月3日最終閲覧）
2）日本赤十字社新型コロナウイルス感染症対策本部：新型コロナウイルスの3つの顔を知ろう！負のスパイラルを断ち切るために．http://www.jrc.or.jp/activity/saigai/news/pdf/211841aef10ec4c3614a0f659d2f1e2037c5268c.pdf（2020年6月3日最終閲覧）
3）田中健吾：ソーシャルサポートの衡平性とソーシャルスキルとの関連．大阪経大論集，59（6），p.187-193，2009.
4）日本精神保健看護学会：COVID-19の対応に従事する医療者を組織外から支援する人のための相談支援ガイドラインVER1.0. https://www.japmhn.jp/doc/remotePFAguide.pdf（2020年6月3日最終閲覧）

言語化を促すことで孤立を防ぐ

看護職者へのメンタルヘルス支援③

執筆者

公益社団法人岐阜病院（岐阜県岐阜市）
精神看護専門看護師
村岡大志 むらおか ひろし

はじめに

　公益社団法人岐阜病院は，岐阜市にある487床の精神科病院で精神科救急病棟2病棟，精神科急性期病棟1病棟，精神一般病棟5病棟，精神療養病棟2病棟を有しています。そのなかで，筆者は2018（平成30）年に精神看護専門看護師（以下，CNS）の資格を取得し，現在2年目の新米CNSとして活動しています。

新型コロナウイルスに起因する看護師の心理的不安

　新型コロナウイルスについて報道されはじめたのは，1月の中国武漢市の都市封鎖でしたが，報道が一気に増えたのは横浜港でのクルーズ船の集団感染からだったと思います。しかし，まだそのころは，「たいへんな病気が日本に来た」くらいにしか思っておらず，院内でも新型コロナウイルスに対する不安はありませんでした。しかし，4月に入り，全国に「緊急事態宣言」が出されてから，岐阜市内でもクラスター感染が複数件報道され，当院も精神障害をもつコロナウイルス感染者の受け入れを表明しました。それから，看護師も感染リスクに敏感になり，新

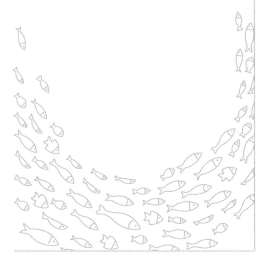

型コロナウイルスに対する不安が聞かれるようになりました。

1) 入院患者が感染者ではないかという不安

病院としては毎日入院を受け入れているため, 入院患者のなかで入院前に東京にいて, 入院後発熱しているという情報があると,「新型コロナウイルスに感染しているのでは？」という思いが生じ, その患者に対応することへの不安が聞かれました。

2) 感染対策物品の不足に対する不安

新型コロナウイルス感染者を受け入れるということで, 病院側もフェイスシールド, N95マスク, ガウン, 手袋などの確保に努力をしてきましたが, 普段精神科では使う機会が少ないことから備蓄があまりないことや, 発注をかけても入荷されないことで, 感染対策物品が不十分な状況で受け入れをしなければならないという不安がありました。また, 受け入れ以外の病棟でもマスクやプラスチック手袋の入手も困難となっていき,「感染対策がとれなくなるのではないか」という危機感で不安がいっそう大きくなっていきました。

3) 報道の影響を受けての不安

上記の不安以外に,「新型コロナウイルス感染患者を受け入れしている病院の看護師が子どもの保育所通所を断られたという報道があったけど, 私も断られるのではないか」「入院患者が発熱してもPCR検査をしてもらえないのではないか」「新型コロナウイルス対応メンバーに立候補したが, 報道されているようなことが自分にはできないのでは」「慢性期病棟で新型コロナウイルス感染症が発生したら看護師がもち込んだということになるのではないか」などのさまざまな不安が聞かれました。

実践している介入とその反応

院内には, 感染防止と対策を検討する感染対策委員会と職員の身体面精神面の健康を管理する衛生委員会があり, それらの委員会と私の所属する看護部との連携をとり, メンタルヘルス支援活動を始めました。しかし, 筆者はCNSとしては2年目で, 特に高度な技術があるわけではないので, とりあえず看護師全体に聞きとりをしました。

1) 外来看護師への聞きとり

外来では, 毎日何十人という外来患者が受診するなかで, 事前に「発熱者は申し出てください」とアナウンスしても, どの人が発熱しているのかわからない状態のまま, 実際に検温すると発熱していたという状況があり, 対応に不安を感じていました。また, 行政より新型コロナウイルス感染患者を受け入れるときに外来を経由するため, 現状での感染対策物品では新型コロナウイルスに感染してしまうのではないかという不安が聞かれました。

2) 病棟看護師への聞きとり

入院を受け入れる精神科救急病棟と精神科急性期病棟では, 発熱の有無にかかわらず入院後2週間は個室対応となったために対応がとても煩雑になったこと, ベッドコントロールが困難

になったこと，入院患者に個室対応をお願いしても守られず他患者と交流するため，そのつど説明するが逆に怒鳴られてしまったこと，発熱している患者の対応した後にほかの患者に対応したことで自分が媒介者になっているのではないか，などさまざまな不安が聞かれました。

一方，慢性期の病棟では患者の面会や外出が自粛となっているため，新型コロナウイルスが病棟に入り込むリスクが少なく，切迫した不安は聞かれませんでしたが，患者からの苦情に対応しなければならないことや，患者が新型コロナウイルス感染症を発症したら看護師がもち込んだことになるのではないかという不安が聞かれました。

病院全般では，マスクやプラスチック手袋が入荷困難となり，布マスクや手洗いのみでの対応を余儀なくされることで，自分たちが感染してしまうのではという不安が聞かれました。また，自分が病院で働いていることで，家族に迷惑をかけてしまうのではないかという不安も聞かれました。

3) 介入とその反応

介入の方法として，まず新型コロナウイルス対策チームへのメンタルヘルス支援として，対策チーム全員に院内メールでメンタルヘルス支援を行うこととその目的を説明し，希望者に個人面談をすることをお知らせしました。そのなかで数名の面談希望があり，30分から1時間程度の面談を行いました（面談内容についてはプライバシーの保護を約束しているため，書けませんでした）。

次に看護師個々が抱いている不安を言語化

することを目的として傾聴を行いました。言葉に出して不安を話すことで不安が軽減されるので，積極的に話してもらい傾聴することで，話が終わるころになると，「少し気が楽になった」「聞いてもらってすっきりした」という反応が聞かれました。また，感染するのではないかという不安に対しては，「ぎふ事例検討会」で作成した資料を活用し，生物学的感染・心理的感染・社会的感染などの説明をして自分がどの状況におかれているのかを客観視してもらうことで，感染に対する不安の軽減になりました。

看護師は職責上のどんな困難にも対応しなくてはならないという責任感から，自分が抱く不安を表出するということは不得手で，「自分だけが思っているのではないか」と孤立していくことがあります。メンタルヘルス支援での面接では，傾聴のなかで共感をしたり，私自身が抱いていた不安を話すことで，"孤立を防ぐこと"を意識したかかわりをしていきました。また，感染対策物品がなくなるのではないかなどの漠然とした不安に対しては，スタッフステーションなどでほかの看護師たちと一緒に話すことで，みんな一緒のことを思っていることを認識するという"孤立を防ぐ"かかわりを行いました。今回のメンタルヘルス支援の"支援"は，何かをアドバイスしたりするものではなく，傾聴することで看護師の孤立を防ぐかかわりであったと思います。

とはいうものの，これで不安がすべて解消されたわけではないので，これからも引き続きメンタルヘルス支援を行っていきたいと思います。

"危機"状況での メンタルヘルス対策

個の力と集団の凝集性で乗り越える方略

執筆者

新潟リハビリテーション大学医療学部
（新潟県村上市）
助教／臨床心理士／公認心理師

和田剛宗 わだ よしむね

はじめに

　日夜，たいへんな状況下で精神医療の現場を守っておられる看護師のみなさんへ，まずは敬意を表したい。本稿の執筆時点では，緊急事態宣言は全域解除され，外出自粛などの要請も段階的に緩和されていく状況にある。とはいえ，不用意な行動が再度の流行につながる危険性は，医療従事者であれば重々承知していよう。

　こうした状況下で，どのような心境でお過ごしだろうか。職場に出向かねばならない不安を抱えながら，こまめな感染防止対策に気を遣い続けるのは相当な苦労だろうと思う。精神科訪問看護に携わっている知り合いの看護師は，通常業務にあわせて手洗いや消毒をくり返すことに疲れ果ててしまっていると聞いている。とすると，いくらメンタルヘルスの維持や改善に役立つ方法だからといって，習得するのに時間のかかるスキルを新たに学んでもらうのは酷だろう。そこで，今般の事態に応じて一般向けに設けられたWebサイトを参照して，まずは個人で手軽にとりいれられる方法を解説する。続いて，個々人の力をうまく引き出すことで組織的に困難を乗り越えるための方法についても提案したい。

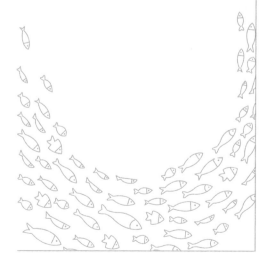

個人が力をつけるという方略

　個人で実行しやすいメンタルヘルス対策が紹介されているのは，東京大学大学院医学系研究科精神保健学／精神看護学分野が提供している「いまここケア」[1]というWebサイトである。コンテンツは大まかに分けて，「睡眠」「身体活動」「行動活性化」「マインドフルネス」となっている。睡眠がすべての活動の基礎であることや，日中の適度な身体活動が心身の活性化や良質な夜間の睡眠につながりやすいのは，わかりきったことかもしれない。しかしながら，仕事が忙しい人ほど夜間に息抜きを求めて睡眠が疎かになりやすいので，まずは睡眠時間の確保から始めるのが望ましい。身体活動は，時間ごとに立ち上がったり何かのついでにストレッチしたりといった軽めのものからで構わないので，仕事中にもできるだろう。行動活性化やマインドフルネスは，認知行動療法で用いられる方法である。あまり聞きなれない言葉だろうことから，これらについて簡単に解説をしておこう。

1) 行動活性化

　行動活性化は，日々の活動を記録することで自分にとって心地よい行動に満ちた生活をつくっていく方法である。誰しも，怠けすぎず，かといって動きすぎて疲れ果てるほどでもないという自分にちょうどいい活動ペースがあるものだが，日常行動は意識することなく習慣づいているものなので，案外，望んでいる生活にそった活動をしているか，反対にそれとはかけ離れた活動をしているかに気がつきにくい。そのため，あえて普段の活動を見返す機会をつくって

やることで，自分に合った生活へと改善していくのに役立てるのである。身体活動との違いは，活動が身体運動に限られていないことである。

　行動活性化におけるコツは，あらかじめ1週間の計画を立ててそのとおりに実行し，楽しく過ごせた活動や不自由さを感じた活動があれば取捨選択して，できるだけ快く活動できる1週間の活動計画を少しずつ立てられるようにしていくことである。ちなみに，行動活性化を適切な手続きでやろうとすると，それなりの手間がかかる。ひとまず，仕事，趣味，食事，風呂，睡眠といった大雑把なくくりで活動を分け，それぞれがどの程度自分にプラスまたはマイナスの気分をもたらしたか，−10〜＋10くらいの範囲で毎日簡単に書きとめるくらいから始めるのが気楽であろう。そのうち，詳しく検討したい活動がわかってくるので，その時点で活動を細分化して点数化してみればよい。ちゃんとしたやり方で試してみたいという意欲的な方には，書き込みながら手軽に学べる書籍[2]がある。

2) マインドフルネス

　マインドフルネスとは，「今，この瞬間の体験に意図的に意識を向け，評価をせずに，とらわれのない状態で，ただ観ること」である[3]。ここでいう「観る」という言葉は，「見る，聞く，嗅ぐ，味わう，触れる，さらにそれらによって生じる心の働きも観る」を意味しているように，マインドフルネスは五感を利用して落ち着いて過ごせるような意識状態をつくり出す複数の方法の総称をさすと，とらえてもらえればよい。すなわち，日中のいかなる活動もマインドフルネスの観点をとりいれることが可能である。たとえば，仕事のことを考えて何を食べているか

も忘れてしまうような食事をするのではなく，一口ずつゆっくり咀嚼しながらにおいや味を感じとるといった塩梅である。

　いまこの瞬間から意識の注意が離れ，過去の後悔に向かえばうつ気分になりやすく，将来の心配に向かえば不安になりやすい。そうでなくとも，せわしなく過ごしていると，1つ1つの活動で体験しているはずのことから意識が離れて心ここにあらずの状態になる経験は誰しもあると思う。外出自粛に関連させていえば，外出できないことでストレスが溜まるし，発散できないといった声もあるが，実のところ，こうした欲求不満は自分がしたいことに意識が向かっていて屋内でしている日常的な活動のよい面を体験しきれていないことで自分がつくり出していることもままある。このような意識の注意の向け方が精神面にさらなる悪影響をもたらすことから，"いまここ"の瞬間を連続的かつ体験的に生きられるように注意の向け方で"ケア"することが有効なのである。禅の考えをメンタルヘルスに活かしているので，一見とっつきにくいと思われるかもしれないが，むしろ日本的でなじみやすいと感じる人もいるだろう。

集団の凝集性を高めるという方略

　メンタルヘルス対策と言えば，先にあげたような個人で取り組む方法や，予防的に職員への教育を行うといった方法が一般的だが，職員同士の凝集性を高めるというアプローチもとれると思う。わかりやすく言えば，同僚間の心理的な絆を強くすることで，困難な状況を乗り越えるということである。まず，集団の凝集性を高

める必要性について説明した後，いかなるコミュニケーションで集団の凝集性を高めるかについて述べる。

1）集団の凝集性を高める必要がある理由

　人は，生命への脅威を感じたり解決策がないと認識したりするようなとき，攻撃的な反応を示しやすい[4]。不全感を解消するための自然な反応ではあるが，周囲との関係に軋轢が生じかねない。場合によっては，1人の攻撃的な言動がきっかけとなって，組織内の集団にすでに存在していた潜在的な対立（コンフリクト）を表面化させ，一方がもう一方を負かすような関係や，かかわり合うこと自体をやめるような関係が発生してしまうことが考えられる[5]。対立は，個人間で起きることもあるし，職種間や病院関係者―患者・家族間のように小集団間で起きることもある。万が一，日々の出勤による"非外出自粛"によって精神面ないし肉体面が疲労困憊していると，自分がそこまで追い込まれていることに気づかないものである。こう考えてみると，誰もがなんらかのきっかけで対立を経験する可能性はある。予防的な観点からも，対立的な関係が起きないように凝集性を高めるといった対策を立てておくことが重要であろう。

2）集団の力を利用して職員同士の凝集性を高める

　職員の凝集性を高めるにあたって参考になるのは，グループ形式で行う動機づけ面接（Motivational Interviewing：以下，MI）である。グループMIでは，ほかの人の言動から学ぶ代理学習や対人援助職がもち得ているだろう利他性といった集団ならではの長所を活かせるよ

う，司会役を担うリーダー役2名が協力し合って凝集性を高めていく。小集団を1つの単位として，その成員である個々の職員に特定のかかわり方をすると，前向きな気持ちが生まれやすいコミュニケーションが日常的になされるようになるのである。

凝集性を高めるために積極的に行うこととして，磯村・関口は特に「リンケージ」と「是認しあう関係作り」をあげていることから[6]，まずはこれらを心がけてみるとよいだろう。たとえば，院内での新たな感染症対策を検討している場面で，誰かが「このやり方では難しくてだめだと思う」と述べたとする。ほかの人に話を振ってみて，「私もみんなが混乱してしまうのではと思った」と同様の意見が述べられたならば，〈2人とも理解しやすくてやりやすい対策を立てられるといいと考えているんですね〉といったように，できるだけポジティブな共通点を見つけて話しあいの場に返していくのがリンケージである。引き続いて「私も言い出せなかったけど，難しいって指摘してもらえてよかった」のように他者をほめるような意見があがったならば，最初の発言者に〈指摘してもらえてよかったんだって。どんな気持ち？〉と伝えてみる。すると，「思ったことを言ったまでで。でもうれしいです」とはにかんだような反応が出てきやすい。ここへさらに，ほめた意見をあげた人に〈うれしいって〉とつなげてみると，「そんなふうに言ってもらえて私もうれしい」となり，場に笑いが生まれる。これが，是認し合う関係づくりのお手伝いである。体験してみるとわかるが，大人になってほめられる経験はそうないので，発言者のポジティブな側面を認めるようなかかわりをすると照れた反応となりやすい。このよう

な微笑ましい関係性が職場に生まれると，多少のつらい事態も乗り越えやすくなりそうではないか。

グループMIで主に紹介されているのは，同じような悩みを抱える集団に対して1つの話題について話しあってもらうときの方法であり，場が構造化されている。そのため，看護師長と副看護師長あるいは看護主任とプリセプターといったように，話しあいの場面で話題や集団のコントロールをしやすい立場の人が実践するというやり方が想定しやすい。では役職のついていない立場の看護師がこうしたやりとりをできないかというと，そうとも言えないと考える。先ほどの会話例では，リーダー役が最初の発言者とその次の発言者が行った発言の肯定的な側面をリンケージさせたり，ほめ言葉を述べた発言者と最初の発言者とを是認しあう関係となるようリンケージしたりしていた。これを，自らと協力者がやってしまうのである。協力者が率直に〈このやり方は難しそう〉と述べたとして，自らは〈私もこのやり方だとみんなが混乱しちゃうかなと思っていたところだったから，（協力者）さんに賛成。やりやすい方法がいいってことですよね。それに，わかりやすい方法がいいなとも思えたし。ありがとうございます〉という要領である。これならば，リンケージによって相互にやりとりのない関係性から相互につながった関係性をつくるというプロセスを飛ばせる。そして，自分たちがモデルとなることで，リンケージや是認しあう関係づくりによるコミュニケーションの代理学習を促すこともできる。ただ，留意しておいてもらいたいのは，協力者をつくっておくということと，がんばってやろうとしないことである。実際のところ，協

力者ではなく上長の発言を受けても上記のような発言はできるので，1人であってもリンケージと是認しあう関係づくりにチャレンジはできる。けれども，発言するのに勇気が要るうえ，協力者がいるときほどには効果をあげにくい。気心が知れていたり，職場をよくすることに関心をもっていたりする人と一緒に取り組めたほうがやりやすいだろうと思う。また，リンケージや是認をしなければと考えすぎると，かえって不自然なやりとりになりやすい。協力者の助けを借りながら，思いついたときに，思いついたように発言してみればいいや，くらいの気持ちでいられると，無理がないし自然な会話として周りにも受けとめられやすい。

端的にグループMIの方法を伝えているため，会話例は理想的な展開のようにみえるかもしれない。だが，グループMIの要素を日ごろの会話にすこし織り込んでみるだけで，ずいぶん職場の雰囲気が好転しそうだろうということは理解してもらえたと思う。

おわりに

メンタルヘルス対策として，自身の生活を守るための個人向けの方略と働いている時間も有意義な心もちで過ごせるような組織向けの方略とに分けて，手軽に実施できそうな方法を紹介

した。いずれか，とりいれてみたいと思えた方略はあっただろうか。

コミュニティ心理学には危機介入という考え方がある。危機（crisis）という言葉からは，すでに後戻りのできない危ない状態をイメージされるかもしれないが，言葉の由来を紐解くと，いい方向へ向かうか，それとも悪い方向へ向かうかの分岐点を意味する[7]。個人の精神状態であれ集団の凝集性であれ，手の施しようがなくなっていると諦めてしまうよりも，上向く可能性のある分岐点に立っていると見なして，できることから試してもらえればと考えている。

〈引用・参考文献〉
1）東京大学大学院医学系研究科精神保健学分野：いまここケア. https://imacococare.net/（2020年5月31日最終閲覧）
2）マイケル・E・アディス，クリストファー・R・マーテル，大野裕，岡本泰昌監訳：うつを克服するための行動活性化練習帳 認知行動療法の新しい技法. 創元社, 2012.
3）日本マインドフルネス学会：https://mindfulness.jp.net/（2020年5月31日最終閲覧）
4）大渕憲一：新版 人を傷つける心―攻撃性の社会心理学. サイエンス社, p.164-206, 2011.
5）スティーブン・P・ロビンス，高木晴夫訳：新版 組織行動のマネジメント 入門から実践へ. ダイヤモンド社, 2009.
6）磯村毅，関口慎治：回復への意欲を引き出す！高める！ グループ動機づけ面接. メヂカルフレンド社, 2020.
7）原裕視他編：よくわかるコミュニティ心理学第2版. ミネルヴァ書房, p.78-79, 2012.

新型コロナウイルス感染症へのスタッフの不安とどう向き合うか

座談会

新型コロナウイルス感染症が拡大するなかで，医療従事者への負担が増し，感染する，させる不安，差別・偏見の目にストレスを抱えながら仕事をしている方も多いと思われます。そのとき，医療従事者のメンタルヘルスをいかにケアしていくのか，訪問看護ステーションの方々と教育に携わる方々にお話をうかがいます。そして今回は，"三密"を考慮してWeb会議ツール「Zoom」を用いた座談会を試みました。

イントロダクション

藤田　矢山先生，Zoomのセッティングありがとう。みんなぞくぞく入ってきましたね。そ

ういえば，矢山先生の学校ではどんなふうに授業をしているの？

矢山　関西医科大学看護学部（大阪府枚方市）の学生は現状では登校ができていなくて（注：5月22日時点），4月から全学年Zoomを使って授業していますね。LMS（学習管理システム：Learning Management System）で出席管理をして，資料などはすべてLMSで共有しています。私も含め，Zoomに慣れない先生がほとんどですので，みんなで協力し合ってZoomで講義やグループワークを実施しています。

今後は緊急事態宣言が解除されたことで徐々に対面授業という形になっていくと思いますが，夏休みまでは1日に来られるのは1学年の学生だけです。教室も密にならないように，間隔を空けて学生の着席位置を固定し，「新しい生

参加者

訪問看護ステーションりすたーと
（埼玉県さいたま市）所長
藤田茂治 ふじた しげはる

訪問看護ステーションおあふ
（宮崎県宮崎市）所長／精神科認定看護師
梅原敏行 うめはら としゆき

プラスワン訪問看護ステーション
（佐賀県鳥栖市）統括所長／精神科認定看護師
松本和彦 まつもと かずひこ

関西医科大学看護学部・看護学研究科
（大阪府枚方市）講師
矢山 壮 ややま そう

らいず訪問看護ステーション（石川県七尾市）
統括責任者／精神科認定看護師
宮本満寛 みやもと みつひろ

訪問看護ステーションあいてらす太宰府
（福岡県太宰府市）管理者
鍋島光徳 なべしま みつのり

訪問看護ステーションReafくるめ
（福岡県久留米市）精神科認定看護師
村尾眞治 むらお しんじ

山形県立保健医療大学看護学科
（山形県山形市）教授
安保寛明 あんぽ ひろあき

訪問看護ステーションルーナ
（兵庫県神戸市）所長
南 香名 みなみ かな

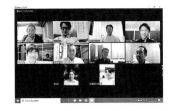

活様式」に合わせた形で講義や演習を進められるように準備しています。もちろん，講義室に机の消毒用クロスを配置する，講義室前に消毒液を配置するなどの感染予防対策も行います。通学に不安のある学生に対しては，これまでやってきた形である自宅からZoomを使って講義や演習を受けられるように配慮しています。

　また，学生への生活支援も行ってますね。この自粛期間中は自宅待機を余儀なくされている学生を支援するため，4月2日に教員による相談窓口を開設しました。また，学生10名あたり1名の教員がチューターを担当していますので，メールのみならず，必要時はZoomを使用してコミュニケーションをとり，自宅待機学生が元気に健康で生活できるように支援しています。

　藤田　安保先生も入ってきましたね。こんにちは，安保先生，久しぶりだね。学校の授業の事情はどうですか？

　安保　授業はほぼ全部遠隔で行っています。Zoomを使用した授業もできますが，国内の大学のなかでは定員が少ないほうとはいえ，学生は64人もいるので点呼ができません。そのため私のところではZoomではなく，動画で配信する方法を主体にしました。本学で契約しているMicrosoftのアプリを使用して，動画の配信と出席カードの提出受付をアプリで行って，動画中に設けた演習の回答もアプリで送る，という構成です。

　たとえば，私が受け持っている精神看護学の授業ですと，90分の授業に対して15分の動画を2-3本つくります。15分の動画のなかで「次のスライドで演習するので，次のスライドが出たらみなさん一時停止を押して演習を行ってください」と予告して，次のスライドで課題を出しま

す。演習時間は7分ほどで設定して，学生には自分のノートに課題の回答を書き込んでもらいます。一時停止を押す時間を考えて，動画のなかではスライドを出した5秒後に「自分のノートに書いた内容を，あとで専用のフォームに入力してください」と伝え，動画の最後に入力欄が連動して出てくるというようにしています。くり返し再生できるので，従来の講義で理解度が低かった学生や，精神科に関心のある学生から好評です。

　ただ，この方法だとアプリの出席カードでないと質問できないことになるし，人とのかかわりで学ぶという感覚になりにくい。そのフォローアップのために，Zoomでの質疑応答の時間を毎週各科目30分とっています。そこでは全員が出席しなくてもいいことにしているので，全体の数より出席数は少なくなります。それでもZoomですと通常の質疑応答のように，「はい，はい」とタイムラグなくスムーズにはやりづらいです。そこで，チャット機能で送られてきた質問を，私と助教の先生2人でラジオパーソナリティのような感じで，「次の質問が届いていますね」みたいに答えていく方法をとっています。

　あとは，初回の講義のときに毎回当事者の方を呼んでいますが，今年もお招きしました。授業の動画にも登場したうえで，質疑応答の時間にもその方に登場してもらい，私と当事者がやりとりしているところを見てもらっていますので，授業の質はそこまで落ちていないのではないでしょうか。しかし，そういう方法はかなり工夫が必要になってきます。

　藤田　当然，教育の世界でもコロナの時代に対応するためにいろいろな試行錯誤があるんですね。さあ，みなさん揃ったようなので，本題

に入りましょうか！

はじめに経営的な問題を

藤田 新型コロナウイルス感染症（以下，コロナ）の拡大によって病院はもとより私たちが従事している訪問看護の現場でもさまざまな影響が出ています。今日，Zoomでご参加いただいた訪問看護ステーションで従事されている方は全員経営者の方です。私も実際のところ，「藤田さんのところはボーナスを出せそうですか……」などという相談を受けることもありますので，まずは少しだけ経営に関するお話を。

松本 4月でいえば，当ステーションだと件数・純利益はむしろ増えている。九州ではコロナ自体は現在落ち着いているようなので，これからぶり返さない限りはおそらく融資は受けられない。

村尾 当ステーションの場合も，全体の件数自体は減っているものの，前年と比較すると単月では伸びているので，「最近3か月間の売上高等が前年同期比で5％以上減少した企業者」[*1]には該当しない。そのため，低金利の融資を受けることにしました。

鍋島 利用者さんからは特に断りはなくて，逆に「体調が悪い気がするから来てほしい」という依頼が増えおり，件数としては立ち上げてからは伸び続けている状況です。

南 利用者さんもコロナで不安になっておられる方は少なく，むしろ外出できないからイライラする，時間をもて余すという方が多く，ご本人が拒否しなければ感染対策をしつつ通常どおり訪問にいっているというのが現状です。で

すから，件数自体は減ってはいません。

宮本 みなさんと同様，当ステーションも前年度比でいえば増えている。ただ，この先が不透明なもので，経営的な判断が難しい。不安に思わない利用者さんもいる一方で，実際にはやはり「不安だから訪問に来てほしくない」という利用者さんもおられますからね。

松本 利用者さんがコロナに対して不安を抱いて，訪問を断るということに関して思うことがあります。報道から得られる感染者数が増加しているという情報に接して不安を覚えるわけなので，この数字のロジックへの認識をどう切り替えていくかが大事だと思うのです。そして肝要なのは感染率です。当ステーションの場合，佐賀県全域に行くわけではなくて，限られた市町村が通常の訪問エリアなので，そのエリアでの感染率を計算しています。結果的には99.9％くらいの人は感染してない。その事実を利用者さんに「数字でいえばこういうことなんですよね」と伝えて，それでも念のためにしっかりマスク着用や手洗い・うがい・アルコール消毒しましょうということで，不安の軽減をはかっています。これはスタッフにも伝えています。

藤田 ちなみに当ステーションは従業員数が前年と異なります。ちょうど4月から新規の入職者がいたので，純利益的には減る。そのため3年間，実質無利子の融資を受けることになりました。この状況下でのステーション運営に関

＊1　セーフティネット保証5号
経済産業省による経営の安定に支障が生じている中小企業への保証制度で，訪問看護ステーションも救済対象に指定された。
指定業種に属する事業を行っており，最近3か月間の売上高等が前年同期比で5％以上減少した場合に制度の対象となる。

COVID-19への感染対応をするスタッフのストレスチェック

自身のストレスをチェックしてみましょう。✓の数が多いほどストレスが高い環境・状況といえます。

- ☐ 仕事の順番・やり方に柔軟性をもたせることができない
- ☐ 慎重な注意を要する業務を行う
- ☐ 事前の説明が不十分だったり，刻一刻と情報が変化する
- ☐ 感染することや死への恐怖を経験した
- ☐ 職務をとおして同僚の感染を疑ってしまう
- ☐ 上司や同僚に職務に関する不安を話すことができない
- ☐ 職務について，家族に伝えることができない
- ☐ 医療従事者だから子どもの保護者会出席を慎んでくれと言われた
- ☐ 直接対応を行わないスタッフとの間で温度差を感じる
- ☐ 近しい人から避けられるような経験をする
- ☐ 胃痛・高血圧・頭痛・食思不振などの身体症状が続いている
- ☐ 楽観的・悲観的・自責的・厭世的な気分になりやすい
- ☐ 他責的・排他的・原因の追求などの考えになりやすい

- ☐ 体温や体調をすごく気にする
- ☐ メディアから報じられる感染者数や死者数によって気分が落ち込む
- ☐ 新型コロナウイルスに関する情報を過度にチェックする
- ☐ 過度な手洗い，手指消毒，含嗽をする
- ☐ 世の中の反応（買い占めなど）に対して皮肉的な見方になる
- ☐ 防護具の扱いに不安をもつ
- ☐ 活動のなかでいつものようなタッチングや，傾聴を十分に行うことができないことへのジレンマを感じる
- ☐ ソーシャルディスタンスによる距離感に対して，他者との会話を諦めてしまう
- ☐ 不安感・恐れからくる偏見をもってしまう
- ☐ 周りからの視線に過敏になる
- ☐ 自分も感染している／したのではないかという恐怖心・不安がある
- ☐ 周りの人には気持ちがわかってもらえない，と感じる
- ※このチェックリストはスタッフの自己理解に役立つものであって，診断や判定に用いるものではありません。

図1　プラスワン訪問看護ステーションで使用しているスタッフのメンタルヘルスの確認のためのリスト。＊日本赤十字社が公表している「COVID-19対応者のためのストレスチェックリスト」を一部改変し使用している。

して，金銭的問題は私たち経営者にとって向き合わなければいけない問題なので，最初に意見をいただきました。

スタッフの抱える不安に対して

　藤田　さて，このZoom座談会の本題である「コロナとメンタルヘルス」に関してですが，端的に「感染する／させるのが怖いので訪問に出たくありません」というような不安を漏らすス

タッフはいますか？

　松本　利用者さんのうちで1人，PCR検査を行うまでになった方がおられ，結局，陰性とわかったのですが，その方への訪問を躊躇するというスタッフはいませんでした。ただ，本音では不安や恐怖はあるはずです。そのため，当ステーションの2つの事業所の管理者に，すべてのスタッフに対して面談をお願いしました。面談のためにはメンタルヘルスの状況を把握するためのチェックリスト（図1）もつくりました。面談に際し，管理者が気になる点があれば，レ

ポートしてもらうようにしています。極力，スタッフが抱える不安を早い段階で把握しておき，そこに配慮して安心して訪問に送り出すような工夫はしています。

村尾　当ステーションも「感染が怖い」というスタッフはいなくて，「むしろこういうときだからこそ，訪問看護！」という意見が大半です。

藤田　当ステーションの場合，38.9℃の体温が続いた利用者さんがいました。スタッフは「訪問，行きますよ」と言ってくれたのですが，話しあった結果，所長の私と，1人暮らしの独身のスタッフだけに訪問体制を固定しました。

本当は，私だけで訪問を続け生活支援をしようと思っていましたが，スタッフは全員即答で「私も行けますよ！」「私も大丈夫です！」「何かあったら言ってください。対応できます！」と返事してくれました。正直かなりうれしかったです。

編集部　感染させてしまう不安から訪問を躊躇するということもありますか。

藤田　感染拡大のかなり初期の話ですが，スタッフの1人に微熱が続いて，7日間休んでもらいました。味覚もなくなったようで心配したのですが，熱も下がり，復帰となりました。本人としてはやはり「感染していたんじゃないか」「利用者さんやほかのスタッフにうつしてしまうんじゃないか」という不安をもってしまって，若干睡眠に問題が生じるようになりました。そのため，提携クリニックに最小限の薬を処方してもらったということがありましたね。もちろんそれだけでなく，SpO_2が測定できるスマートウォッチを渡すこともしました。それを腕につけていると24時間自分でSpO_2や血圧，心拍が確認できます。つまり，スタッフが安心して休めるような工夫をしていました。その後，症状もSpO_2に問題なく過ごしています。

梅原　当ステーションでも状況は同じで，微熱が2日間くらい続いたスタッフには休んでもらって，症状などはなかったので勤務に復帰してもらったのですが，「（こんな時期に）体調を崩してしまって申し訳ない」という言葉が聞かれました。その「申し訳なさ」へのフォローは非常に大事なのだと思います。私の場合，そのスタッフへのかかわりを普段より増やして，休みの日でも連絡をとり合うということをしていました。「熱を出してすみません」と言わせてしまうこと，そんな気持ちにさせてしまったこと自体，「普段からのコミュニケーションの課題だな」って，いろいろと気づかされました。

南　当ステーションは私を含めて3人で訪問看護を行っています。人数が少ないために，とても疎通がとりやすく，もやもやっとしていることがあれば，その日のうちに解決できるように（密にならないように気をつけながら）絶対に会って話しあいをするようにしています。いまのところは，特段に不安もなくみんな訪問に出られていると思います。

鍋島　当ステーションがある福岡県太宰府市では介護事業所向けに10万円の支給があり，話しあって決めたいと思ってはいますが，たとえばそれをスタッフに分けて渡そうかなと考えています。私自身，病院という組織での経験が長く，あたりまえに業務に取り組み，組織に還元する。それで給料をいただくということがあたりまえでした。訪問看護においては結果として目に見えますし，利用者さんの反応からスタッフががんばっている姿がうかがえることが多くあり，そのため，みずから訪問看護ステーショ

ンを立ち上げた際にはスタッフの働きに対しては目に見える明確で公平な評価をしたいと考えていましたので。

安保 ここまでみなさんの話を聞いてきて，とてもコミュニケーションがうまくいっているなぁという印象があります。こうしたことが起こると，「ことが起こる以前から世の中や組織に対する不平を言いがちな人は，そのボリュームが倍以上に大きくなる」とよく聞きます。みなさんの職場ではそれがどうやらないみたいですね。これは訪問看護ステーションと病院という組織の差があると思います。この差というのは，実はスタッフのメンタルヘルス支援のあり方にも影響するはず。これは後々にまとめて話したいと思います。

松本 少し私からいいですか？　仕事をするなかで偏見とか差別とか感じたりすることはありますか。

藤田 利用者さんのお隣さんが出てきて，「なんだ！　コロナか！？　どうなっているんだ！」と言われました。防護服を着て出入りをしていたので，そう勘違いしたのでしょう。ただ，「個人情報として伝えられない」としか言いようがないですよね。ほかの訪問看護ステーションでは地域住民の方々もかなり敏感になっているから，「どこで防護服を脱ぐか」みたいな話を真剣にしています。

松本 実際のところ，手袋などをつける・外すタイミングにはかなり神経を遣っています。まわりを見渡して，誰もいないときを見はからって，などですね。どうしても手袋などを脱いでいる様子を見た近隣住民は，「あの家にはコロナの感染者がいるのか」という不安を抱いてしまうことも考えられるため，配慮が必要だとい

うことはスタッフには伝えています。

ポストコロナの世界のなかで

編集部 「新しい生活様式」という言葉も出てきているなかで，従来の訪問看護というのが果たして今後同じような形で続けられるかどうか。ポストコロナの世界で，「うちの訪問看護ステーションはこういう形でやっていくのだ」というビジョンが伝えられることは，スタッフへの勇気づけになると思うのです。

藤田 "社長道"を貫いておられる松本さん，どうでしょう。

松本 「新しい生活様式」ですか……まだそこまでの意識はないですね。佐賀県では全国に比べて感染者が少ない。それもあってか，利用者さんからコロナに関しての不安はそれほど聞かれません。ただ訪問を行う側としては，従来の接触時間よりも少なくしておこうという意識が働いているのも事実です。従来，45分くらいの訪問を基本としていたところが，いまは30分で必ず終了させる。本来であれば，きちっと時間をとって利用者さんの話を聞かないといけないけれど，それが担保されないっていう状況がある。ただ件数を増やすということであれば，30分のほうがもちろん効率的なのですが，このあたりをどう考えていくか。岐路に立っているという自覚はありますね。

藤田 あるいは訪問の形も変わらざるを得ないかもしれませんね。

村尾 当ステーションでは，お1人だけ電話で病状確認などをしている方がいます。コロナ拡大への臨時的対応としての訪問看護がない時

期に「電話とかで訪問って感じで受けられない
ですか？」といった問い合わせが何件かありま
したが，実際に可能となり，「電話での訪問も可
能になりました」とご説明すると，やはり「電
話じゃ物足りない」「対面での訪問がいいので
来てください」と。いま言ったお1人も，来月
からは通常に戻してほしいっていう希望をもた
れています。

宮本　「新たな生活様式」とはどんなものだ
ろうか，と考えています。私のところでは2つ
の訪問看護ステーションがあるのですが，直行
直帰を基本とするようにしています。こうした
じかに対面しない形は，どうしても関係性が希
薄になってしまうのではないか，と危惧してい
ます。このZoomでの座談会でもそう。実際に
集まってみんなで語り合いたいっていう思いが
私にはあってですね（笑）。そうしないと本音の
部分というか，なかなか思ったことが口に出せ
ない部分もある。小さなことだけど，「新たな生
活様式」のなかでは必然的にそうなっていくの
かな，というさみしさみたいなものは感じます。

買い物にいっても床にラインが引いてあっ
て，人と人とが近づかないようにしている。レ
ジでもビニールフィルムがぶらさがっている。
そしてそのことが，すでにあたりまえになって
きている。人と人との距離感，ということだと
思うのですが，その距離感のとり方が変わって
いくなかで，今後，訪問看護はどうなっていく
か，どうやっていくか，これは考えておかねば
ならないところだと思います。

鍋島　ちょうど今日，利用者さんと「Zoom
で座談会するんですよ～」という話をするなか
で，「そういう形で訪問してくれるようになった
ら，コロナでも大丈夫ですね」と言われました。

実際のところ，訪問看護の1つの形としてそう
したスタイルも考えていかなければならないと
思います。

梅原　「新しい生活様式」というか，コロナ
の時代の訪問看護――対人関係で現実的に距離
ができるということに関して，1つ危惧するとこ
ろがあって……。コロナの影響で利用者さんご
本人と家族の希望で，3週間ほど電話対応をし
ました。その3週間のうちに状態のほうが急変
してしまいまして，救急対応で入院というとこ
ろになってしまいました。こうした状況だから，
電話対応で感染リスクを下げて行動すること自
体は正しいのだと思いますが，感染対策リスク
だけで行動してしまうと，患者さんの急変とい
うところに気づくのが遅れてしまったりするの
ではないかと思っています。そうなると，本来
の訪問看護師としての役割が果たせなくなって
しまう。「こういう状況だから仕方ないね……」
と割り切ることもできなくはないですが，考え
込んでしまいました。こうした状況下で，じか
に会わないで看護をするということと，本来の
訪問看護の役割をまっとうするということを，
どう折り合いをつけていくかは，大きな課題だ
と思います。

鍋島　こちらがあまりに敏感に感染対策をす
ることで，逆に心理的な不安感を与えてしまう
ということもありますね。本来であれば，利用
者さんに安心感を与える役割なのに。そういっ
た意味では先に松本さんが言ってくれた，「数字
のロジックへの認識をどう切り替えていくか」
というのは大事ですし，従来どおり，「利用者さ
ん主体」という考えをこの状況でもブレずにも
ち続けるということが大切なのだとあらためて
思います。

南　私も過剰に不安を与えないということには気をつけないといけないところかなと思っています。それとは別の観点から，利用者さんがこの状況下で抱える不安に，「ステイホーム」でも「おうち時間」でもいいのですが，テレビなどではいかにも充実した時間を過ごしている様子が流れてきます。利用者さんのなかにはそんなふうにうまく時間を費やせない自分に対する自責的な考え——きっと自分以外の人は全員「おうち時間」を充実させているんだ……，自分だけがそんなふうに過ごせないのは，自分がおかしいせいだ……と悩んでしまう人もいます。この点についてしっかり気持ちを受けとめられることが，いま訪問看護師として求められているのではないかと思ったりしています。

藤田　そうだよね。利用者さんの不安は感染だけではないっていうのは，特に精神科の訪問看護ではいまの時期，十分に考えておくべき事柄。

村尾　こういうのはどうでしょう？　自分たちもそうですけど，ステイホーム中にはいろいろ工夫して過ごしているじゃないですか。それを利用者さんと共有して，それをまとめて，こういう方にはこういうステイホームの仕方が合うかもしれない，と訪問看護師間で伝え合う……。これはWRAPでいうところの"希望の感覚"につながっていくんじゃないかな，なんて思っています。

矢山　ほかの学校ですけど，学生さんにもそのような意見あったと聞いてますね。「芸能人が充実した『おうち時間』を過ごしているのに，私はゲームしているだけ」だと。私からしてみれば，ゲームをして，自分らしく楽しく生活できているなら十分だと思いましたけど。

コロナの時代の事業所間連携

編集部　安保先生がかかわっていらっしゃる『COVID-19の対応に従事する医療者を組織外から支援する人のための相談支援ガイドライン／VERSION1.0，2020年5月：日本精神保健看護学会』がありますよね。あれを読ませていただいて，あらためて，こうした状況下でステーション自体が横のつながりや支援のチャンネルの必要性を感じました。聞きたかったのは，このステーション同士の横のつながりについてです。

松本　佐賀県では"精訪看ネットワーク佐賀"という集まりがあります。主に精神科に特化している訪問看護ステーションの管理者やスタッフへの学びの機会をつくり，情報交換，交流を含め活動していますが，現在は研修ができないので，月1回管理者会議をZoomで行っています。医療物資に関して「うちにはもう供給されたよ」「うちはまだ」「どこそこで買えるよ」などなどと話しあっています。

藤田　私は一般社団法人埼玉県訪問看護ステーション協会（以下，協会）の副会長という立場で，コロナに関する情報などを協会で集約し，ホームページにアップするということをしています（会員全員にFAXを流すなども同時に行っています）。共有した情報をまず流す，物資の余裕があるところからないところにちゃんといきわたるように，適切な情報がそれを必要としている場所に届くようにかなり意識しました。

私たちはこのような工夫をしていましたが，『ガイドライン』について安保先生からお願いします。

安保　日本看護協会や日本精神科看護協会で

は現在，会員向けの相談を受けつけています。そこに相談を寄せる人の多くは，組織内の相談機能に話をもっていきにくい人や状況があるようです。そもそも，会っての相談は三密になりやすいですし，組織内ならではの遠慮や気負いもあるでしょう。ただ，相談を受ける側も，相手の顔を見ることができない状況を具体的に把握できないという難しさがあるようです。会うことのできない状況において，そうした相談に対する支援体制を分析しました。会えない，つながりがもちづらい時代には，「自分（たち）だけがうまくいっていない」と考えて孤立しまうことを防ぐ必要があります。『ガイドライン』ではそうした意味での"気遣い"や"配慮"を優先しました。

　南さんが話してくれた「『ステイホーム』や『おうち時間』を，自分だけ充実させられていないんじゃないか……」という思いには，村尾さんが言ってくれたステイホームの工夫を共有するというアイデアが，こうした考え方に近いと聞いていて思いました。藤田さんが副会長として行っている物資や情報の共有もそう。「うちのステーションだけない……」というのはまあまあ落ち込んでしまう事態ですから。

　藤田　今日，集まってくれたみなさんは幸いなことにそうした孤立とは縁がなさそうです（笑）。

　安保　前半に少し言及した「訪問看護ステーションと病院という組織の差」なのだろうと思います。訪問看護ステーションでは看護師が自分たちの行動を意思決定しやすい。逆に意思決定ができない場合，リスクを引き受けることに消極的になる。このことはメンタルヘルスに関しては悪影響を及ぼすと思っています。

　藤田　自分の意思で，自分の責任において決定ができることとメンタルヘルスの問題というのは実感します。病院だとさまざまな障壁から，看護師が自ら意思決定するというのは難しい。

　安保　そうでしょうね。それに看護師が自らの責任で意思決定できるのと同様に，意思決定する責任を移譲できるというのが非常に大事なんです。その点で，今日の座談会で発言してくださった管理者のみなさん，「命じた」「やらせた」という表現は少なく，「（みんなで）話しあった」という表現がとても多い。ここにはっきりとした特徴が出ているな，と聞いていて感じました。「話しあう」というのはお互いの決定権を尊重しあっているということですからね。決定権が他者から尊重されて意気に感じれば，リスクを引き受けようと思えるわけですから。

　宮本　私もそうしたスタンスでいます。上から有無をいわさずに指示を降ろすようなことは極力していないつもりですし，個々のステーションのスタッフには各人が自分で考えて自分で決定して動いてほしいと思っています。実際にこれまでのスタッフの動きを見ていると「私が一言『わかった』と言うだろうと信じて，業務にあたってくれているな」と感じます。

　松本　「意思決定する責任を移譲」ということに近いと思いますが，会社として指針を出し，それにのっとってそれぞれのステーションの管理者が方向性を決めて，その内容をスタッフに伝えてもらうという形を基本としています。

　安保　そうですね。スタッフの行動を1つ1つ縛るという方向性ではなくて，指針という形でその組織の価値の優先度を定め，スタッフ個々が自分の行動を判断できるようにする。価値の優先度が明確になったなかで具体的な行動

はその個人が決められるという構造が，こうした緊急時には非常に大切なのだと思います。

編集部 それでは最後に藤田さんからまとめの言葉を。

藤田 マスク，防護服，アルコール消毒液など，感染を予防する物資の不足が連日報道されています。私のステーションではスタッフの安全・安心，さらに利用者さんの安全・安心のために高額を覚悟のうえで買い揃えました。スタッフは「マスクも防護服もこんなに買ってくれるなんて。こんなにも私たちのことを考えてくれるなんて。病院時代ではありえないです」と言ってくれました。

ただ，私が見聞きしたほかの訪問看護ステーションでは，「何も用意してくれない」「防護服がない」「マスクも手づくりしている」「危険手当もでない。『行ってあたりまえ』という感じの対応で，正直行きたくない」という話をよく耳にしました。これではスタッフは守られている気はしないでしょう。あえていえば「10万や20万でスタッフの安全と安心が守れるのであれば，そんなもの全然安いものだ。10万や20万を出し渋って，もしスタッフを感染リスクにさらすようなことは，社長のすることではない」と私は思います。そんな社長に「守られている」という気はしないですよね。

社長の役目としてお金の管理はもちろん大切です。潰れてしまっては，いくら理想論を語っていても意味がありません。しかし，それよりももっと働いてくれているスタッフのことが大切です。利用してくれている利用者さんのことが大切です。私のところであれば「藤田丸」という船に乗ってくれたのです。船長がきちんと行く方向を示し，危険を未然に防ぎ，航海の目的をハッキリさせ，乗組員が安心して乗っていられる，そして自分たちの行く先で夢を叶えられる，そんな船の責任をもっているのが船長（社長）なんだと私は思っています。船は船長だけでは安全に航行できません。さまざまな乗組員がいるからこそ，それぞれがそれぞれの役割をこなすからこそ，安全航行ができるのです。

重要なのは普段からの目配り，気配りだと思います。普段からきちんと見てくれていて，普段から細かなことに気づいてくれる，そして考えられていると感じている。だからこそ，ここぞというときの判断や行動にも意味が出てくるのです。このことは利用者さんと看護師の関係でも同じだと思います。「ここぞ」のときの言葉や行動に重みがあるかどうか，これは普段のかかわりや関係性であると断言できます。つまり「あなたに言われたくないよ」と思われるか，「あなたの言うことなら聞くよ」と思われるか。これは日常の積み重ねでしかありません。これらのことを今回の緊急事態で，それぞれの人たちが「社長」として，「院長」として，「管理者」として問われたのではないかと私は感じています。

今回，座談会に参加したメンバーはもともと，宮本さんの「精神科看護や地域ケアについて本音で語りあいたい」という熱い思いを僕が受け止め，参加を呼びかけた方々です。本来であれば直接会って語りあいたかったですが，この状況下ではこうした形となりました。また近々，このメンバーでの語りあいの様子をお届けする機会もあると思います。本日はありがとうございました。

（終）

保護室から

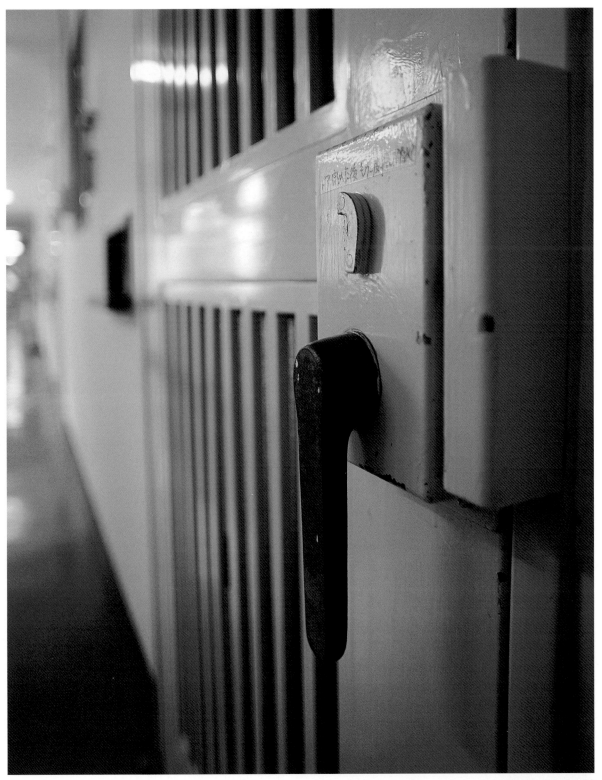

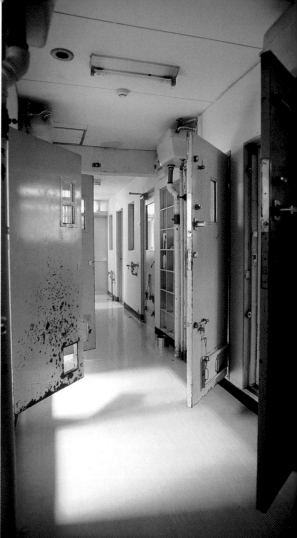

「患者さんの状況を踏まえ，専門的な観点から必要性を判断し，患者さんにもその必要性をお伝えし，可能な限り理解していただく。当然，法の定める手続きをすべて順守したうえで，です。いうまでもなく，その後も十分な観察や安全管理・記録を欠かすことはありません」。ここで言葉が途切れる。「それでも，重い扉を閉める瞬間にはいつも，『ここに入っていただく前に，もっと何かできることがあったんじゃないか』と考えてしまうんです」。こう語ってくれた看護師の表情には葛藤が露わで，ためらいを含むその声は少し震えていたと記憶している。ちょうど精神科病院の保護室内で起きた痛ましい事件が広く社会に報道された時期にあった出来事だ。

本誌で「保護室」にまつわる企画を立てようとするとき，あるいは「精神科看護とはどういった営みなのか」をあらためて考えてみるとき，いつもあの看護師の表情や声音を思い出す。葛藤やためらい，少しの震え。それは「看護師としての自信のなさ」からではなく，"患者さんに対して正しくある"とはどういった姿かを真摯に，深く自問することから生じるしるしなのではないか。いうまでもなく，それはとても倫理的な態度だ。

自問への解はテキストに載っているものでもない。ただ，多くの熟練看護師が実感を込めて教えてくれるように，その解にいつかたどりつくための道標は，目の前の患者たちが示してくれるのだろう。

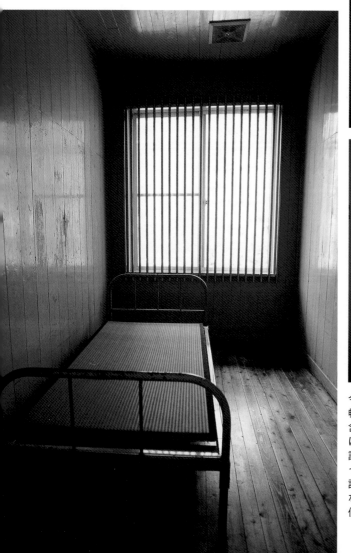

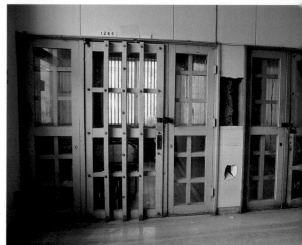

今回の『クローズアップ』は，カメラマン・映画監督の大西暢夫氏がこれまで撮影した（現在は使用していない保護室も含めた）保護室の写真を紹介する。基本的には保護室のなかにいる患者さんの写真は1枚もない（手足を除いて）。しかし，読者のみなさまが今回紹介する写真を通じて，これまで出会った患者さん思い浮かべ，これまでの／これからの精神科看護に思いを馳せてくれたら幸いである（編集部）。

なお，本ページと次ページに掲載している保護室は，現在は使用されているものではありません。

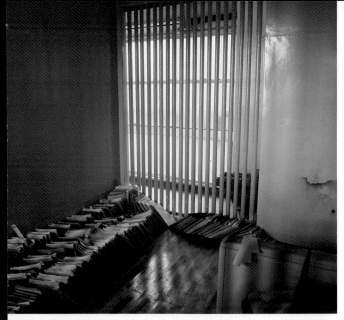
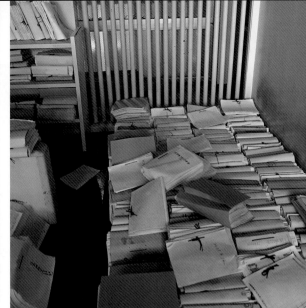
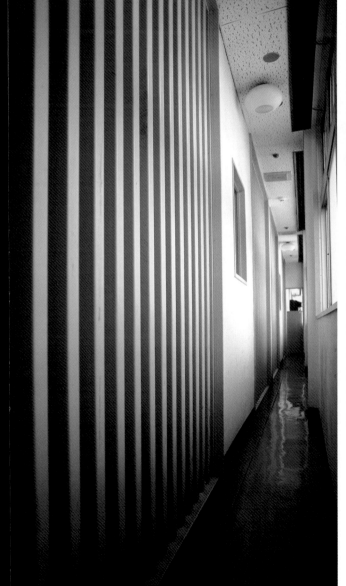
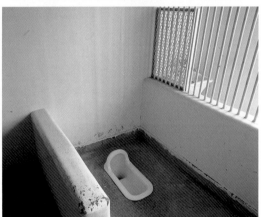
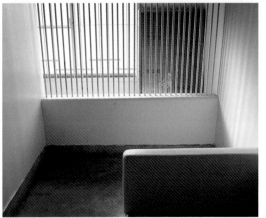

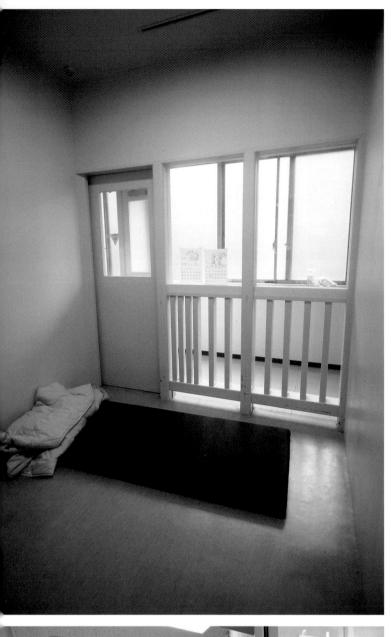
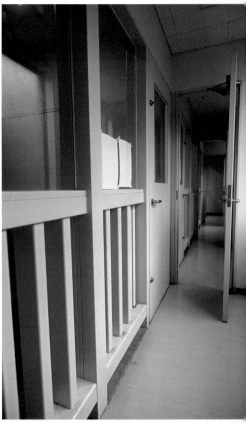
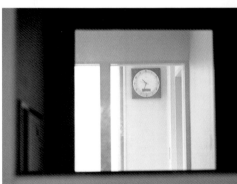
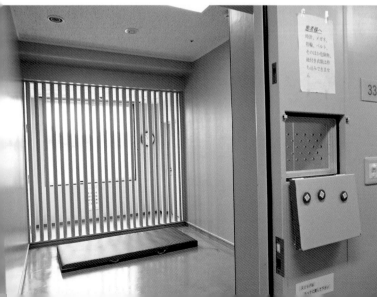
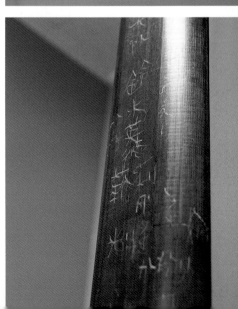

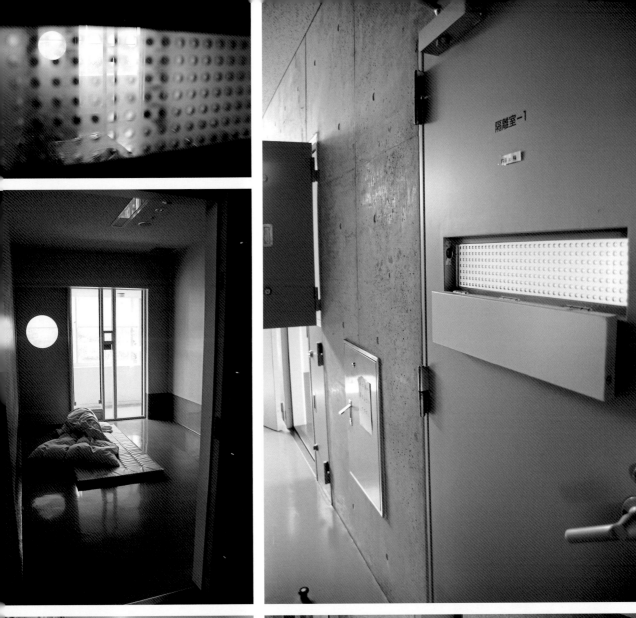

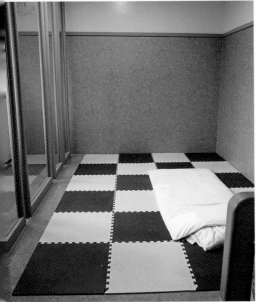

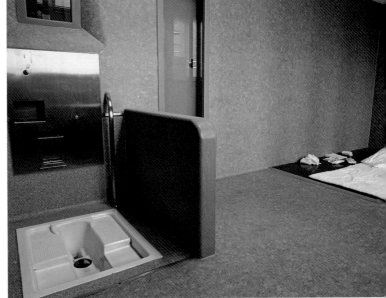

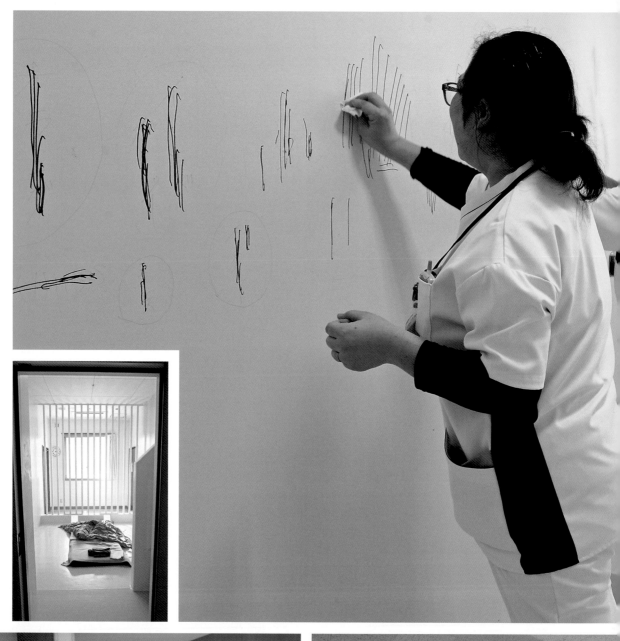

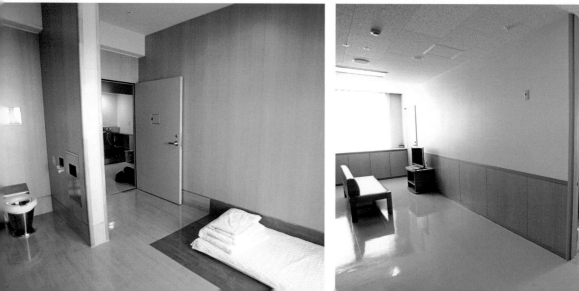

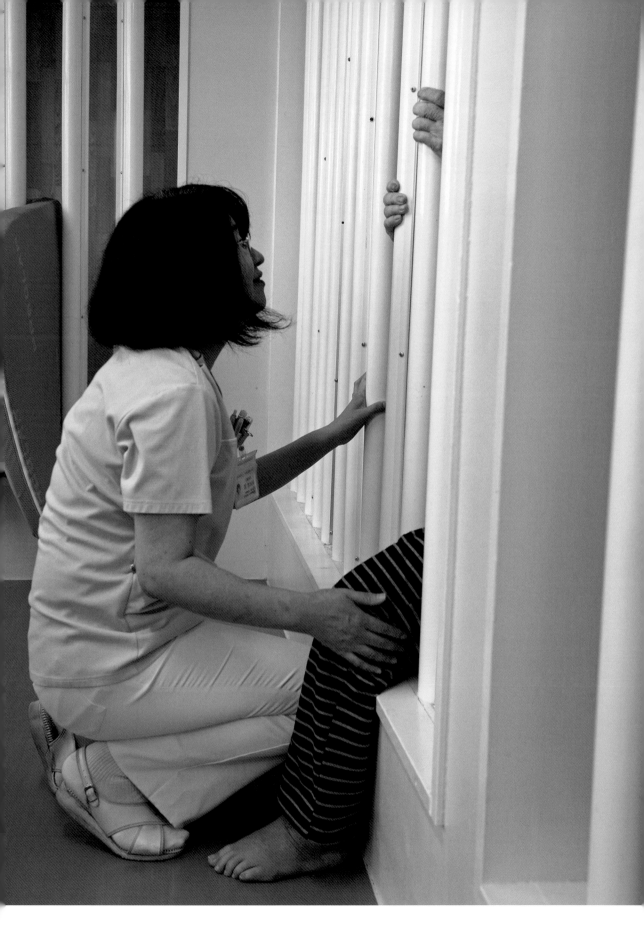

精神科看護
THE JAPANESE JOURNAL OF PSYCHIATRIC NURSING

close up
クローズアップ

患者さんたちの
言葉なき発信力に耳を傾ける

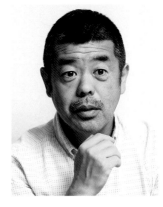

カメラマン・映画監督
大西暢夫 さん

　くさん精神科ってあるんだなと思っていた。生涯かけて月1回の取材に出かけたとしても，国内のすべてを回り切ることはできないだろうと思った。

　そう考えながら，精神科病棟の撮影を始めて20年になる。カメラマンという病院とはほぼ無縁の職種の僕が，北海道から沖縄までの精神科病棟の門を叩き，鍵のかかるなかへ入らせてもらっている。現在，新型コロナウイルスの影響でその取材も滞っている。はじめての経験で，「あり得ないことって起こるんだ」なって痛感した。20年という区切りで，今回の『クローズアップ』では，これまで撮影してきたの写真を振り返って『保護室』の特集を組んでもらった。

　保護室はナースステーションの奥にあることが多く，どこも厳重に管理されていた。一般の人が目にすることはない，病院の核となる場所だろう。

　僕がはじめて見たかなり古い保護室だ。目にしたときは，鼓動が高ぶった。怖いイメージが先行していたからだと思う。モニターで患者さんが監視され，施錠され，トイレも仕切りがあるだけで戸などはない。水を流すレバーもない。食事の受け取りは，パチンコの景品交換所のように手だけのやりとりだった。そして，太い鉄の格子が壁になっていた。さらに鼻をつくにおいもあった。

　お年寄りが素っ裸で寝転ぶコンクリート打ちっ放しの冷たそう床に，職員がホースから出た水を直接かけていた。ウンチを漏らしてしまい，部屋中が汚れてしまっていたからだ。そんな患者さんへの扱いを見たのは最初で最後になって本当によかった。

　もちろんいまは違う。病状にもよるが，いまの保護室の患者さんは食事もみんなと一緒だったり，広いホールにいる時間が増えたりして，行動できる範囲が広がったように思う。

　多くの患者さんに保護室暮らしの体験を聞いた。「あの時間はつらかった」「牢獄やおしおき部屋だった」と感想を話す患者さんが多く，「保護室のおかげで楽になりました」という人には，少なくとも僕は出会わなかった。僕は，看護師さんに頼んでしばらくなかに入って，鍵を閉めてもらったことがある。じーっとしているなか，次第に耳が研ぎ澄まされ，看護師さんの慌ただしく駆け回る音が気になる。そしてさっき見たばかりの格子の先に見える時計を再び見る。時間が動いていないと思った。僕は出られるというその後があるから平気でいられるが，患者さんは病と闘いながら，その環境下にいる。その気持ちにどのように寄り添うことができるのか。

　「このままでは社会から取り残される。ついていけないと思う」という，世間との遅れを話す患者さんの言葉が脳裏をかすめた。

　いまは地域でのかかわりを重要視する専門家たちが多くの言葉を発信する時代になった。その原動力は，出たくても出られなかった患者さんたちからの学びや，かれらの"言葉なき発信力"ではないかと思う。世界でも類を見ない日本の長期入院の現状。「何かが違う」と専門家でない僕は生意気にも思う。変化していく医療界に期待を寄せつつ，これからも出会った患者さんの写真を撮ろうと思う。

スティグマからの克服をめざした重層的グループプログラム

当事者と家族と支援者が集う地域精神保健プログラムのパイロットスタディ

はじめに

　スティグマ（烙印）とは，社会によって「望ましくない」と価値づけられて付与される「しるし」のことであり[1]，見えないところで存在している。精神障害を抱える人々に対するスティグマは，当事者とその家族の人たちに対する偏見と差別を生じさせるだけでなく[2]，自分に課すスティグマ（セルフスティグマ）をも生じさせるために[3]，当事者およびその家族の人たちの生活の質を著しく低下させている[4]。スティグマからの克服をめざした支援については，精神障害をもつ本人のリカバリーに焦点をあてたプログラムや[5,6]，認知の歪みや偏りに焦点をあてたプログラムによるセルフスティグマの軽減が報告されている[7]。しかし，精神障害に関するスティグマは社会的な産物であるといわれており[1]，社会との関係や人との関係のなかで生じていく。また，精神障がい者本人とその家族によるスティグマ認知の程度と患者の回復の関係性について検証した研究チームによっても，精神障がい者本人だけでなく，その家族に対してもスティグマを克服できるような心理社会的な支援の必要性が述べられており[8]，精神障害を抱える本人だけでなく，精神障がい者家族や地域社会に対する重層的な支援プログラムが必要であると考えられる。しかし，社会に存在するスティグマという問題に焦点をあてたプログラムは，一部のシンポジウムや学会のワークショップで行われるのみであり，当事者やその家族が，スティグマを克服するための支援となるプログラムはほとんど行われていない。

　本研究の位置づけは，スティグマからの克服についての糸口を見出す体験や，スティグマを突破できるような希望を実際に抱くことにつながるための支援について検討するプロセスの初期段階にある。まず，本研究では，精神障害を抱える本人と精神障がい者家族，そして地域社会を含んだ重層的な支援プログラムを作成し，プログラムの試行的実践とその評価としてのパイロットスタディを行い，スティグマからの克服をめざした支援のあり方についての検討を行った。

◎〈執筆者〉

小松容子　　こまつ ようこ[1]

1）宮城大学看護学群（宮城県黒川郡）講師

作成したプログラムの概要

1) プログラムの目的

　作成したプログラムの目的は，(1) 精神障害を抱える本人やその家族の立場にある人々が，精神障害に関連したスティグマに向き合い，ともにスティグマと対峙することをとおして，それを乗り越えていく糸口を見つけること。そして，(2) 地域社会の人々が，社会に存在する精神障害に関連したスティグマについて考えるきっかけが増えること，とした。

2) プログラムのテーマと特徴

　プログラムのテーマは，「理解と対話」とした。このテーマを設定した理由は，(1) スティグマに関連した社会や人々のとる態度は，無理解や誤解，差別や拒否である背景を踏まえて[9]，偏見を含めた無理解や誤解の解決の方向としての「理解」が大切であると考えられたためである。そして，(2) 精神障害に関するスティグマの現象として，隠蔽したり，ふれないようにすることも指摘されているために[10]，スティグマを乗り越えるための第一歩として，精神疾患について話題にする取り組みや[11]，「ナラティヴ」におけるケアの側面を参考にし[12]，「語る」，あるいは「語り合う」場を設定することが重要であると考えられたためである。さらに，(3) 拒否や拒絶を打開し，お互いの「対話」をめざすことが重要であると考えられ，これらを統合かつ集約して，「理解と対話」をプログラムの主要テーマとした。

3) プログラム開催のための設定と枠組み

　作成したプログラムの目的が達成できるように，特に，精神障害に関連したスティグマに焦点をあてたプログラムの地域社会への波及効果を得るために，世界保健機構 (WHO) が制定した世界精神保健デー (World Mental Health Day) [13] に関連づけて開催日を設定した。プログラムの開催場所は，一般市民も利用できる会場を借りて実施した。これは，地域社会のなかで，スティグマを克服するプログラムが行われることが重要であると考えられたためである。また，参加に伴う心理的な抵抗や葛藤ができるだけ生じないように配慮して，病院や行政機関ではない施設・場での開催とした。

　プログラムの参加対象は，精神障害を抱える本人とその家族の人々，および知人や支援者とし，重層的グループとなるように参加者を募った。この際に，各グループの参加定員は設定せずに，イベント会場の収容人数を考慮して，グループ全体として20名を定員とした。

　プログラムは，1回120分とし，心理教育的アプローチを基盤としたミニレクチャーを行い，後半は集団精神療法およびピアサポートを基盤とした場を設定した (表1)。

4) プログラムの実施方法

　プログラム全体のコーディネーターは看護師 (研究者) が行い，プログラムの最初に趣旨説明を行い，引き続いて安心・安全な環境を保障するためにグランドルールを参加者とともに設定した。ミニレクチャーは実存哲学研究者 (研究協力者) に依頼し，看護師 (研究者)

スティグマからの克服をめざした重層的グループプログラム

がファシリテーターの役割を担った。「Tea and Talk」の話しあいの際のコンダクターは看護師（研究者）が行い，参加者からの語りを引き出すように心がけ，参加者同士の相互作用が促進するようにした。個別相談は，看護師（研究者）と実存哲学研究者（研究協力者）が担当し，医療保健福祉に関する相談と人生の意味に関連するような実存的な相談のいずれにも応じられるような体制とした。

研究目的

精神障害を抱える本人や精神障がい者家族が，精神障害に関連したスティグマから克服する糸口を見出せることをめざして作成した重層的グループプログラムの試行的実践に対する評価を行い，支援のあり方に関する基礎資料とすること。

研究方法

1）研究デザイン

スティグマからの克服をめざしたグループ支援のあり方におけるパイロットスタディのために，プログラム後にアンケート調査を行った。

2）調査時期

2017（平成29）年10月

3）調査対象

作成したプログラムへの参加者で，アンケート調査への協力を得られた方を対象とした。

表1　プログラムの構造と内容

時間	内容	理論的基盤
10分	プログラムの趣旨説明，グランドルールの設定	安心・安全な環境の保障
40分	哲学的ミニレクチャー「理解と対話」	心理教育的アプローチ
60分	「Tea and Talk（話しあい）」	集団精神療法，ピアサポート
10分	個別相談	個別ケア

4）調査方法

調査対象者に無記名自記式調査票を配布し，プログラム開催会場の出口に回収箱を設置し，回収箱にて調査票を回収した。

5）調査内容

アンケートは，参加者の属性に関する項目，精神障害に関するスティグマに関する項目，プログラムの前半と後半および全体に関する満足度（5段階評価：とても満足，満足，どちらともいえない，やや不満，不満）に加えて意見や感想について自由に記載する欄を設けた。

6）分析方法

アンケート用紙を回収した後，結果をコンピューターに入力し，数量データは単純集計を行い，自由記載欄のデータは質的帰納的分析を行った。

倫理的配慮

プログラムの参加者に対して，アンケートの目的，方法，結果は匿名性を保持した状態で公

表2　精神障害に関するスティグマについて普段感じていること

カテゴリー	コード
社会に残る偏見・差別と無力感	偏見・差別・誤解がまだまだ多い
	会社に雇ってもらえない
	まだまだ嫌われる病気
	世の中の理解はまだまだ
	あまりかかわらないほうがいいという世間の目
	誤解・偏見をなくすことが大事
	地域に根強く残っている偏見は取り除くことは困難
セルフスティグマと諦め	本人も理解してもらえていないのは仕方ないと諦めている
	親自身も少なからず偏見をもっている
人づきあいの減少と閉塞感	病気前の友達とはつきあっていない
	家族とごく親しい人しか教えていない
	親戚づきあいも疎遠
	近所の人に言いにくい
	親子でひっそり生活していくしかない

表すること，アンケートへの協力は任意であることについて，プログラム実施前に，口頭および書面にて説明を行った。アンケートへの協力に対して承諾を得られた人のみ，アンケートへ記入をしてもらうこととし，アンケートへの記入をもって，同意を得たものとした。また，アンケートへ協力しない場合でも，プログラムへの参加は可能であることを説明し，不利益は受けないことを保障した。

結果

1) 回答者の概要

　プログラムへの参加者は16名であり，アンケートの回答者は10名であった（回収率62.5%）。アンケートの回答者は，40代1名，50代3名，60代3名，70代3名であった。立場別では，当事者4名，親・配偶者5名，支援者1名であった。

2) 精神障害に関するスティグマについて普段感じていること

　調査対象者が精神障害に関するスティグマについて普段感じていることとして，自由記述のなかから，14個のコードが抽出され，3つのカテゴリーが生成された（表2）。

3) プログラム終了後の評価

(1) 心理教育的アプローチを基盤とした哲学的ミニレクチャーの評価

5段階評価で,「とても満足」4名,「満足」4名,「どちらともいえない」1名であった（無回答1名）。自由記載欄では,支援者の立場から「相手への理解につなげていきたい」,家族の立場から「病気になる前に聞いていたら,対応が違っていたかも」,当事者の立場から「統合失調症なので具体的じゃないと難しい」という記載があった。

(2) 集団精神療法およびピアサポートの原理を基盤とした「Tea and Talk (話しあい)」の評価

5段階の評価で,「とても満足」5名,「満足」4名であった（無回答1名）。自由記載欄では,支援者の立場から「当事者の方々のいろいろな思いや状況,生のお話が聞けて,とても勉強になった」,家族の立場から「当事者のお話もとても参考になった」という記載があった。

(3) プログラム全体の評価

プログラム全体の評価では,「とても満足」4名,「満足」5名であった（無回答1名）。自由記載欄では,支援者の立場から「人は多様であることを,私たちが学び合う機会を多くもっていきたい」,家族の立場から「今後も続けてもらいたい」「家族,そして社会の理解はもちろんだが,今日のようなイベントをコツコツ続けることで,少しずつだが社会の人に受け入れてもらえるのではないだろうか。小さな種をまくように」などの記載があった。

考察

1) スティグマの克服をめざしたプログラムの成果について

作成したプログラムの成果を検討するにあたり,プログラムの参加者が,精神障害に関連したスティグマから克服する糸口を見出すことができたのかどうかについて考察する。なお,質的分析の結果に言及する際には,カテゴリーを【 】,コードを〈 〉で示した。

精神障害に関するスティグマについて普段感じていることの結果から,〈まだまだ嫌われる病気〉ととらえ,〈地域に根強く残っている偏見は取り除くことは困難〉と,【社会に残る偏見・差別と無力感】があり,生きるうえでの困難を抱えている状況にあると考えられた。また,〈本人も理解してもらえていないのは仕方ないと諦めている〉ことに加え,〈親自身も少なからず偏見をもっている〉こともあり,【セルフスティグマと諦め】の状況のなかで,〈近所の人に言いにくい〉と感じ,〈親戚づきあいも疎遠〉になり,〈親子でひっそり生活していくしかない〉と,【人づきあいの減少と閉塞感】が生じていると考えられた。このような困難と苦悩を抱えた状況のなかにあった参加者のプログラム終了後の感想では,「今日のようなイベントをコツコツ続けることで,少しずつだが社会の人に受け入れてもらえるのではないだろうか」と希望を見出しつつある意見がうかがえた。また,プログラム全体の評価では,「とても満足」「満足」を合わせて,大部分の参加者が満足しており,精神障害に関連したスティグマから克服す

るための方向に向かっている状況ではないかと推察される。

2) スティグマに焦点をあてることについて

いまだ語られていないことを語れるようにセラピューティックな質問をすることが治療的意義をもつといわれているように[14]，作成したプログラムによる成果が見られた背景には，スティグマの克服に向けて，まさにそのスティグマに焦点をあてたテーマを設定し，参加者にも問いかけ，そのことについてともに考えたことをとおしてもたらされたと考えられる。また，集団精神療法およびピアサポートの原理を基盤とした「Tea and Talk」における参加者の評価は，「とても満足」「満足」を合わせて，ほとんどの参加者が満足しており，精神障害に関連したスティグマについて，これまで語らなかったそれぞれの体験や物語を語り，お互いに体験を分かち合い，相互にサポートし合う場として機能していた成果の表れと推測される。

3) 重層的グループについて

従来のサポートグループや医療機関などで行う心理教育的アプローチでは，当事者と家族とを分けてアプローチすることが多いが，今回のイベントでは，当事者，家族，支援者がそれぞれの立場での体験を分かち合うことでの相互理解および相互支援が得られたと考えられる。家族の立場や支援者の立場の参加者からは，「当事者の方々のいろいろな思いや状況，生のお話が聞けて，とても勉強になった」「当事者のお話もとても参考になった」と，深い満足感と理

解の深化につながったと考えられる。しかし，心理教育的アプローチを基盤とした哲学的ミニレクチャーの評価では，1名が「どちらともいえない」と回答し，「具体的じゃないと難しい」という記載があり，重層的グループを運営する際には，参加者個々の理解の程度に配慮しながら進めていく必要性が示唆された。

4) スティグマからの克服を支援するために看護師に必要なことについて

社会のスティグマによる困難やセルフスティグマによる苦悩を抱えている当事者やその家族に対して看護を提供するために必要なことについて，今回作成したプログラム運営の観点から検討すると，プログラムの枠組みとなっている，心理教育や集団精神療法，ピアサポートを支えるための知識と技術が必要であると考えられる。また，スティグマを克服することを支援するうえでは，看護の姿勢および態度の観点では，スティグマに対する無関心・悲観論からの脱却が必要であると考えられる。当事者の恋愛・結婚・子育てをめぐる困難や社会の障壁に関する支援者側の悲観論について指摘されているように[15]，克服や課題の達成をめざす方向に対する無力感や無関心を支援者自身が乗り越えている必要があると考えられる。そのために，支援者自身がスティグマに対して前向きに取り組む姿勢をもつことと，さらには，社会に存在するスティグマおよび当事者や家族が抱えるセルフスティグマについて十分に理解していることが必要であると考えられる。

本研究の限界と今後の課題

　地域社会に残るスティグマや当事者・家族が抱えるセルフスティグマについて，プログラムをとおして克服の糸口を見出せる可能性が示唆された。しかし，このような当事者・家族・支援者という重層的なグループにおける個々の体験や力を引き出しながら，グループを運営していくことや，スティグマを抱える人々へのケアを提供するために必要な支援者側の専門的な知識と技能についても今後さらに検討していくことが必要と考えられる。また，本研究では，作成したプログラムの地域社会への波及効果に関する評価および検討は行っておらず，今後の研究課題としたい。

謝辞

　本研究は，JSPS科研費26861956，19K11274の助成を受けて行われた研究の一部である。

〈引用・参考文献〉
1）医療人類学研究会：文化現象としての医療：「医と時代」を読み解くキーワード集. メディカ出版，p.132-133，1992.
2）世界精神医学会，日本精神神経学会監訳：こころの扉を開く―統合失調症の正しい知識と偏見克服プログラム. 医学書院，p.101-110，2002.
3）岡田久実子，家族へのメッセージ編集委員会編：隠さないで生きたい!! 統合失調症の娘とともに. やどかり出版，p.14-15，2009.
4）Corrigan Patrick W., et al.：Self-stigma and the "why try" effect：impact on life goals and evidence-based practices. World Psychiatry，8（2），p.75-81，2009.
5）黒髪恵，坂本明子：精神疾患を持ち地域で生活する人のリカバリーを促すプログラムの作成. 医学と生物学，157（5），p.649-654，2013.
6）黒髪恵，坂本明子：精神疾患を持つ人のリカバリーを促すプログラムの作成と効果検証. 精神障害とリハビリテーション，17（2），p193-200，2013.
7）下津咲絵他：集団認知行動療法実施によるセルフスティグマの低減効果. 精神科治療学，25（9），p.1241-1248，2010.
8）山本貢司他：統合失調症患者とその家族におけるスティグマ認知―精神症状および主観的ウェルビーイングとの関連. 精神医学，48（10），p.1071-1076，2006.
9）Thornicroft G，青木省三・諏訪浩監訳：精神障害者差別とは何か. 日本評論社，p.189-213，2012.
10）Goffman E.石黒毅訳：スティグマの社会学. せりか書房，p.19-20，2001.
11）高橋清久，宇田川健監修：精神障害をもつ人のアンチスティグマとリカバリー. 精神・神経科学振興財団，p.4-118，2012.
12）紙野雪香：ナラティヴ看護実践の試みと未来. N：ナラティヴとケア，7，p.2-5，2016.
13）WHO：World Mental Health Day-10 October https://www.who.int/mental_health/world-mental-health-day/en/（2018年11月21日最終閲覧）
14）野口裕二：ナラティヴ・アプローチ. 勁草書房，p.257-279，2009.
15）池淵恵美：精神障碍者の恋愛・結婚・子育てをめぐる障壁. 精神科臨床サービス，13（3），p.286-291，2013.

メンタル・ステータス・イグザミネーション

患者の症候をとらえる視点

055 ▶ 心理的反応② 悲嘆と複雑性悲嘆

武藤教志 むとう たかし
宝塚市立病院（兵庫県宝塚市）精神看護専門看護師

大きな災害

　私たちは地震や台風，豪雨などによって，多くの犠牲者をもたらす国土に住んでいます。ここ数年だけでも，平成18年豪雪（2005〜2006〈平成17〜18〉年），東日本大震災（2011〈平成23〉年），平成23年台風12号（2011年），熊本地震（2016〈平成28〉年），平成30年7月豪雨（2018〈平成30〉年），令和元年台風19号（2019〈令和元〉年）などを経験しています。もちろん，そうした記憶に残る大災害以外でも病気や老衰などで愛する者を失うという出来事は日々起きています。

　このような愛する者の喪失を体験した人を医療職者として理解するためには，個人的な物差しではなく，喪失体験を深く探究している理論家・研究者の声に耳を傾けましょう。

ロス

　みなさんもさまざまな"ロス"を体験していますよね。たとえば「嵐ロス」や「ペットロス」などです。ロスは「喪失」のことで，①身体部分や身体機能の喪失，②精神機能の喪失，③愛するものの喪失，④役割の喪失などがあり（表

1），これらをまとめて喪失体験と言います。この表には，喪失体験をアセスメントするために用いるフレームワークもあげておきましたので，「改訂 看護のためのフレームワーク」[2] をご覧ください。

　さて，今回扱うのは，③愛するものの喪失のうち，近親者や親しい人の死に遭遇し，愛する人を喪失したときに生じる「悲嘆」です。同じ喪失体験でも，身体部分や身体機能，精神機能を喪失した人をアセスメントするときは主に障害受容の役割を喪失した人をアセスメントするときは主に役割のフレームワークを用います。

悲嘆とは

　「悲嘆grief」とは，一般的に「（喪失を）嘆き悲しむこと」とされ，重要な対象を喪失した人，遺された人の心理的反応を言い表すときに用います。精神機能の面では，主に「外観」と「感情」にその反応が現れます。対象を喪失することが前もって予期される場合の心理的反応は予期悲嘆といい，これによって実際の対象喪失をうまく解消するこころの準備ができます。

　悲嘆とよく似た意味で用いられる用語に「喪mourning」がありますが，これは悲嘆が解消さ

表1　喪失体験の分類

喪失体験	内容	フレームワーク
①身体部分や身体機能の喪失	手術や外傷によって身体の一部やその機能を失ったり，ボディイメージの変化をきたしたりすること。	■心理的回復過程 ■慢性疾患と障害への適応段階 ■病気体験の4つの概念 ■ライフトランジション ■死の受容過程
②精神機能の喪失	精神疾患や認知症などに罹患することによってそれまでもっていた精神機能を失ったり，精神機能の低下をきたしたりすること。 ※ 右記のフレームワークのうち，■は罹患した当事者（患者）が経験する心理的反応を，■は患者の家族が経験する心理的反応を，それぞれアセスメントするフレームワークです。	■心理的回復過程 ■慢性疾患と障害への適応段階 ■病気体験の4つの概念 ■ライフトランジション ■あいまいな喪失 ■認知症を介護する家族がたどる心理過程
③愛するものの喪失	配偶者や親子，兄弟姉妹など近親者の死に遭遇すること。そのほか，家族以外の親しい人の死に遭遇すること，土地や家や財産を失うこと，コミュニティを喪失すること，ペットを喪失すること，愛着のある品物や思い出の品物などを喪失することなどがあります。	■急性悲嘆反応 ■悲嘆の課題 ■悲嘆の4段階（パークス） ■悲嘆の4段階（ボウルビー） ■悲嘆の12段階 ■あいまいな喪失
④役割の喪失	社会的役割や家庭内での役割，性的な役割などを失うこと。	■役割の次元と問題

れていく"過程"を意味する概念です。つまり，対象喪失によって引き起こされる心理過程を「喪」，「喪」の経過中にみられる感情的反応を「悲嘆」というわけです。

「改訂　看護のためのフレームワーク」にもさまざまな悲嘆のフレームワークを掲載しましたが，それらに記述されている反応はすべて正常な反応です。悲嘆の過程が適切に体験できず，こころの整理がうまくつけられない場合，つまり，悲嘆の反応が通常よりも強度で持続期間が長く，社会生活を困難にしている場合は「悲嘆のつまずき」（複雑性悲嘆）として心理社会的な援助が必要な状態に陥ります。

一般的に悲嘆は，誰か大切な存在を喪失した人の心理的反応としてよく知られていますが，悲嘆が起きるのは，そのような状況だけではあ

りません。脳血管疾患や脊椎損傷などによってこれまで自分がもっていた身体の機能を喪失する，外傷的な四肢の切断や糖尿病の壊疽などによって身体の一部を喪失する，大規模な震災によって地域や地域における人と人とのつながりを喪失する，河川の氾濫や火災によって家や家財道具を喪失する，経営破たんや失業などによって仕事や財産を喪失するなど，これまで"いること"や"あること"がごくあたりまえであったものを喪失した場合でも悲嘆が起こります。疾患による喪失については，次回に解説する「障害受容」としてとらえます。

悲嘆は正常な心理的反応

「悲嘆grief」は，重大な喪失を体験した人が

陥る主観的感情をさし，複雑化したり，遷延化したりしなければ，その徴候や過程が予測可能という点で，正常な心理的反応です。一般的に，悲嘆は，最初は「衝撃」や「心理的な麻痺」が生じ，何が起きたのかが理解できずに混乱し，不安や焦燥感，感覚を失ったような感じ，過覚醒として表現されたり，観察されたりします。その後，失ったもの以外のことは考えられず，すすり泣いたり，泣き叫んだりするといった強い思慕（字義どおり嘆き悲しむ様子）が観察されますが，やがて，喪失が永続的な事実であることを理解することで，心理的に立ち直ったり，生活を再建したりしていきます。これらはすべて正常な反応で，とくに介入は必要ありません。ただ，悲嘆過程が正常に進んでいるかどうかを見守ることは必要です。

悲嘆の過程では，虚脱感や食欲減退，体重減少，集中困難，抑うつ，自責の念，生存者の罪悪感（survivor's guilt），不眠などがみられ，それらが病的になれば，精神科的な治療や心理社会的な援助が必要になります。このような状態を臨床では，「病的悲嘆」や「遷延性悲嘆」「外傷性悲嘆」などさまざまな用語があてられてきましたが，その定義は一定ではありませんでした。また，その文化において通常みられる範囲よりも悲嘆に関連する症状の強度と持続期間が過度であり，それによって生活に支障をきたしている状態を「複雑性悲嘆」といい，"病気"であるとはみなされませんが，精神科的な治療や心理社会的な援助の対象になります。DSM-5では，「持続性複雑性死別障害」として，今後の研究が必要なものとして位置づけられています。

アセスメントの仕方

悲嘆で観察される徴候や過程は，研究者によってさまざまな悲嘆の理論が構築されていますが，そのほとんどは，悲嘆をいくつかの段階に分け，それぞれの段階で観察される徴候が記述されています。私たちは，何かを喪失した人の話に耳を傾けるとき，そこで語られる内容（言葉として表現されたもの）や観察される態度や行動などをしっかりとSデータとOデータとして残し，悲嘆の段階のうち，「いまどの段階にいるのか」を考えます。本誌2020年5月号では，イギリスの精神科医C.M.パークスの「悲嘆の4段階」を用いて，フレームワークの使い方を解説していますので，ぜひご一読ください。

悲嘆の4つの課題

今回は，J.W.ウォーデンの「悲嘆の課題」（表2）を紹介します。ウォーデンはほかのフレームワークとは異なり，悲嘆を解消するためにその人が達成すべき課題を4つ示しており，さらに，その4つの課題に影響を及ぼす要因（表3）や悲嘆へのかかわり方（表4～6）を提示しており，どのようなケアを行い，かかわるのかを考えるうえで非常に有用です。患者さんが喪失を経験したときにすべきことはその経過を見守りながら，そのつど，悲嘆の課題1～4のうち，どの課題が解決されているのかを見極めることです。悲嘆にかかわるならぜひ一度，「悲嘆カウンセリング」[3]を読んでみましょう。

さて，みなさんも入院中の患者さんの父親や母親が亡くなったとき，葬式に参列していただくのがいいかどうか議論をしたことがあるでし

表2 悲嘆の4つの課題

第1の課題　喪失の事実を受け入れる	第2の課題　悲嘆の痛みを消化する
その人が死んだという事実を情緒的に受け入れることは困難なことであり，遺された人は死を否認したい気持ちが強いものです。悲嘆の仕事の第一歩は，死という事実に直面し，知的にも情緒的にもそれを受け入れることです。この課題を乗り越える方法には，葬儀などの死の現実を確認するセレモニーを体験する，死者の遺体を目のあたりにするなどがあります。	喪失には肉体的，情緒的，行動的な苦痛が伴うものです。この苦痛を享受して乗り越えることは悲嘆の仕事を終えるうえで重要なことですが，多くの人は，嘆き悲しんでいる人を見ると心地悪くなるため，「大丈夫，そんなに悲しまなくてもいいよ」と声をかけがちで，遺された人の悲嘆欲求を否定したり，回避させようとしたりしてしまい，かえって悲嘆の仕事を長引かせてしまいます。この課題を乗り越える方法は，悲嘆を抑えることなく表現するように援助することです。
第3の課題　故人のいない世界に適応する	第4の課題　故人との永続的つながりを見つけ出す
死者がいない環境に慣れたり，死者が担っていた役割を引き受けたり，意思決定を1人で行ったりするなど，新しい生活に適応するという課題です。遺された人は人生観や信念の問い直しを迫られ，死者がいない生活をこなすための新しいスキルを獲得しなければなりません。この課題を乗り越える方法は，他者に胸のうちを話すことで気づきを得たり，具体的な生活スキルを練習する機会を得ることです。	故人とずっと一緒だと感じながら，かつ人生は進んでいけるような形で，愛する故人を思い出す方法を見つけることです。心の中の適切な場所に故人のための場所を見つけ，それまで故人に向けられていた情緒的なエネルギーを現実の人間関係のなかに振り向け，遺された人がその人らしく生きていくようになることです。

ょう。多くの場合，「葬式に行って精神症状が悪化してしまったら大変だから見送るべきだ」と「精神症状はともかく，ほかでもない親の死なんだから参列していただくべきだ」などの意見に分かれます。このような場合，何もフレームワークを用いなければ，医師や看護師の個人的な価値観で議論が進められてしまいますが，大事なのは思考障害をもった患者さんや認知機能障害をもった患者さん，感情障害をもった患者さんらにどのような配慮やケアを提供すれば葬式に参列できるのか，正常な悲嘆になるのかを考えることです。過保護にまったく喪を体験させないという結論は絶対に避けなければなりません。なぜなら，言うまでもなく，悲嘆が解消されないからです。これについてウォーデンは，「葬儀サービスは適切に営まれるなら，葬式という形で，遺された人の悲嘆をうまく解消するための大切な役割を果たす」と述べており[4]，

表3 喪の過程に影響を与える媒介変数

媒介要因1：亡くなった人は誰か
媒介要因2：愛着の性質はどうか
媒介要因3：どのように亡くなったか
媒介要因4：過去の喪失経験や既往歴
媒介要因5：パーソナリティ
媒介要因6：社会的変数
媒介要因7：連鎖的ストレス

葬式の利点について述べています（表7）。

次号の予告

次回は，「危機と危機回避の失敗」について紹介します。

表4　悲嘆カウンセリングの原則

原則1：喪失が現実に起こったことと認識するのを援助する
原則2：遺された人が自らの感情を確認し，味わうのを援助する
原則3：「故人がいない世界」で生きることを援助する
原則4：喪失経験の意味を見出す援助をする
原則5：故人の情緒的な位置づけのやり直しを促進する
原則6：悲嘆の営みに時を与える
原則7：「普通の」悲嘆行動について説明する
原則8：悲嘆には個人差があることを考慮する
原則9：防衛とコーピングスタイルを検討する
原則10：病的悲嘆を見出し，より詳しい専門家に紹介する

表6　複雑性悲嘆に対する悲嘆セラピーの手続き

1：身体疾患があれば適用しない
2：面接契約を結び，援助同盟を形成する
3：故人の記憶を蘇らせる
4：悲嘆の課題1〜4のうち，どの課題でつまずいているのかを見極める
5：記憶によって刺激された情動または情動が欠如していることを扱う
6：「つなぐ」対象を探索し，執着を和らげる
7：喪失が決定的事実であると認識することを援助する
8：大切な人がいない状況で新たな生活を設計するのを援助する
9：周囲との関係を改善するための見立てと援助をする
10：悲しむのをやめたらどうなるかを一緒に考える

表5　役に立つ技法

1：感情を喚起する言葉づかい
2：象徴の活用
3：書くこと
4：絵を描くこと
5：ロールプレイ
6：認知的再構成法
7：追悼集を作成する
8：イメージの演出
9：メタファー（隠喩）

表7　葬式の効果

1：葬式は喪失の事実を現実化・社会化し，故人の遺体と対面することで死が現実のものであり，永別の時であることを認めざるを得なくなる。このことは，悲嘆の課題1をやり抜いていくうえで大いに助けになる。
2：葬式は残された故人への思いや感情を語るよい機会となりうる。故人について話せるのは悲嘆の過程の促進に役立ち得る。
3：葬式は遺族とかかわりのある社会的なサポートネットワークを結びつける効果がある。

〈引用・参考文献〉

1）武藤教志編著：他科に誇れる精神科看護の専門技術　メンタルステータスイグザミネーション Vol.1．精神看護出版，2017.
2）武藤教志：改訂　専門的な思考を鍛える看護のためのフレームワーク．精神看護出版，2016.
3）J.W.ウォーデン，山本力監訳：悲嘆カウンセリング—臨床実践ハンドブック．誠信書房，2011.
4）前掲書3），p.126.

〈トピックス引用・参考文献〉

1）武藤教志編著：メンタルステータスイグザミネーションvol.1．精神看護出版，2017.
2）公益財団法人日本精神神経学会：ICD-11新病名案．https://www.jspn.or.jp/uploads/uploads/files/activity/ICD-1 1 Beta_Name_of_Mental_Disorders%20List（tentative）20180601.pdf（2020年6月3日最終閲覧）

トピックス

　COVID-19にまつわる「心気症（心気反応）か心気妄想か」という事例紹介です。

MSEを実践するためのトピックス No.7
心気症（心気反応）か心気妄想か

深田徳之 ふかだ のりゆき
医療法人誠心会あさひの丘病院（神奈川県横浜市）精神科認定看護師

新型コロナウイルスに関する報道や自粛の影響を受けてしまった患者さんの精神機能について，MSEを使って考えてみましょう。

S）お願いです，検査してください……。テレビで「志村けんさんが亡くなった」って言ってたんです……。横浜で船にも乗ったことがあるんです……。だから私も新型コロナウイルスに感染してるんです……（①）。体がだるくて，なんだか熱っぽいし……（②）。どうして検査してくれないんですか？　どんどん具合が悪くなってるのに……。なんとかしてよ……。ああ……，もうダメです，死んじゃうよ……（③）。

O）病棟の廊下で床にあぐらの姿勢で座り込み下を見ている。髪は寝癖がついたままで，やつれた力のない表情（④）。病棟スタッフに連日同様の訴えをくり返している。入院前にも「頭が重い」「喉が詰まる」「胃が押しつぶされる」など，さまざまな身体症状の訴えがあった（⑤）。ほかの診療科を受診されており，さまざまな検査を受けているが，どの検査でも異常はみられず，そのことを医師から説明されるが本人の納得は得られていない（⑥）。入院時検査も異常なく，発熱や咳などの他覚的症状もなく，渡航歴・濃厚接触歴はなく，バイタルサインも異常なし。

次はアセスメントなのですが，精神科はこれが難しい……。MSEの知識を使いこなすために，最初は文章ではなく，1つ1つの発言や行動を大まかに概念化していくのがオススメです。SO情報のなかから異常のあるところを1つずつ9つの精神機能に分けて考えてみましょう。

①【自我】自我境界の減弱，【記憶・認知・知覚】ソースモニタリング機能の低下，【思考】心気妄想（疑）

②【感情】現在の倦怠感・体熱感の身体愁訴

③【思考】思考内容の障害，【感情】予期不安・疾病恐怖，【認知】行きすぎた病識

④【外観・意欲】意欲減退

⑤【知覚】入院前に頭重感・咽頭絞扼感・胃部不快感などの身体愁訴

⑥【外観】身体愁訴による受療行動，身体愁訴に明らかに矛盾する身体所見

まずは大まかに概念化してみることがアセスメントの練習になります。これらの症状を箇条書きにするだけでもいいのですが，せっかくなので文章化するチャレンジをしてみましょう。

A）入院前に頭重感・咽頭絞扼感・胃部不快感などの身体愁訴による受療行動あり。現在も倦怠感・体熱感を訴えるが，それに矛盾する身体所見がある。渡航歴・濃厚接触歴はなく，芸能人の死亡や横浜で乗船した記憶を不合理に自分自身に結びつけ，自分が新型コロナウイルスに感染しているという誤った信念（確信）を抱いている。この機序に自我境界の希薄化もしくはソースモニタリング機能低下が疑われる。こうしたことから疾病恐怖が強まり，スタッフにくり返し検査を希望する行動がみられている。一見すると心気反応にもみえるが，心気妄想が強く疑われる。

文章にすると難易度が上がった感がありますが，1つ1つの症状に適切な専門用語をあてはめていくとこのような感じになります。最初は難しいかと思いますが，日々の思考トレーニングはすてきな精神科看護師にしてくれます！

（監修：武藤教志）

どん底からのリカバリー
WRAP®を使って。

第9回 「リカバリー」しないといけないの？

アドバンスレベルWRAP®ファシリテーター
増川ねてる ますかわ ねてる

……違和感。先月,

> **Q8**
> そもそもリカバリーってなんぞや。人生なんて不安定でいいんだ。むしろ不安定がアイデンティティになりつつあるこのごろ。人生,どっかの時点（小学生とか）からやり直したいよ,まったく！ WRAPで自分の嫌な性格は治りますか？

という問いから始まって,最終的に残った「違和感」。上の質問に対して,「不安定だからこそWRAPを使うのだし,リカバリーは静的なものではなくて動的なものだ」と文章は進んだのですが,何かかみ合っていない感じがしました。一見すると,きちんと対応しているような,意味がとおっているような感じがするのですが,何か根本のところで違っている感じ。「前提としていること」が違っているような……。そんな違和感がありました。それで,この1か月考えていました。

いろんな人が使っている「リカバリー」。その言葉がさしている《こと》ってなんだろう？

この1か月の取り組み

この1か月は先月と同じで体調がよくありませんでした。そして,気がついたら4月,5月……この約2か月間はほとんど外に出ることなく,家で過ごしていました（研修や講演,WRAPの仕事が0になっていました）。コロナ前の僕は,家に帰るのは月に2回くらいという生活でしたので,ほとんど家から出ないでいるというのはこれまでにない状況でした。

そして,何年かぶりに,「病院に行ったほうがいいのか？」とも思いました。「薬を飲んだほうがいいのかな……」とも少し思いました。どうにもならない感じだったのです。

先月僕は,

もう何日も布団で寝ることができず,スマホを手にもつこともできないでいるというのに,「リカバリー」と言えるのはどうしてなのか。誤解を恐れずに言うと,「それでもよい」って思っているから,です。それが自分だと思うから。もちろん,この「状態」は「よいときの私」ではありません。「よくないときの私」です。でも,人生はいいときもあるけれども,よく

ないときもあります。「苦手な状況や出来事」だってやってくる。時には「人の助けが必要なとき」もあるし，「病み上がりの不安定なとき」もある。いろんなときがあり，いろんな「私」がいます。でも，きっとそれでいいんです。

と書いたものの，そんなことは言っていられない状況になっていて，夜中，「頭がぐるぐるする」と，廊下で家の者に訴えていました。じっとしていると頭の暴走はあちこちに僕を引っ張りまわしていくので，少しでもそれにひっかきまわされないようにと，家のなかを歩き回っていたのです。

また，もうどうにもならなくなって，外に出て行って，なんとか頭の暴走をとめようとしたときもありました（家族には心配をかけたと思いますが，これが僕には最善で，これ以外はもうどうにもできませんでした）。

先月書いたように，自分でできることはいろいろとやっていました。①（布団ではなく）ソファーで寝る，②アイスノン，熱さまシート，③大きな声を出す，④エナジードリンク，⑤スマホは見ない。今月はそれにプラスして，⑥お酒は飲まない，⑦本を読む，⑧歩き回る，⑨外に出る。それでも「頭の回転が止まらない……」。

妻が，僕が1人閉じこもっていた部屋にやって来て，「あの壺，買ってみようか」と言いました。前に，「大声を出したくなったときにね。わーーーーーって叫ぶと音を消してくれる『壺』っていうのがあってね，これいいのかなぁ……」と話していたことを覚えていてくれたのです。僕は，「ああ，お願い」と注文をしてもらいました（僕は，スマホが怖くて見られないの

で，全部妻にやってもらいました）。また，別の晩だったのですが，「電気つけたらどう？」って言われ，「どうして？」って聞いてみると，「薄暗いと，ダメみたいよ」。そして，電気をつけてみると。夢からさめていくような感じ……。少しずつ冷静な思考が戻ってくる感じ……。新しい道具の発見でした。

この1か月，いろんなことを試しました。これまでの方法だけではダメだというときには，家族の提案から「道具」が増え……。「少し体を動かしたほうがいいんじゃないの」と言われたことから，「いつならやれる」って考えるようになり，「よし，今日だ！」というタイミングで，家の近所を走るようになっていきました。

また，仕事も連絡があまりとれないということを認めてもらっています。「体調を崩しそう。連絡がつかなくなるかもしれません」と伝え始めたのが，3月の終わりころから。それからスマホの電源が入れられなくなっていき，会議も欠席をさせてもらうようになり……。できるだけ情報を頭に入れない，そして，頭のグルグルを起こさせないようにする，ということをやっています。年度はじめのたいへんな時期から不便をかけていますが，「わかってもらっている」というのがありがたい。おかげで「休む」ができ，神経がつなぎなおされてきている感じがしています。

リカバリーってなんだろう

そして，5月の終わり。体調は，少しよくなったようです。スマホの電源はまだ入れられないのですが，パソコンでメールの確認をすることはできるようになりつつあります。1回メー

ルをすると，3〜4日はメールを見れなくなる
のですが，4月よりはいい感じ。夜に外に出て
行くことはしなくてよくなっていて，「大声を
出す」も使わなくなってます。朝起きたときに，
「頭が詰まっている感じ」になっていて，気分
のいい朝も最近あります。

Q9
「Recovery／リカバリー」ってなんだろう？

　先月の違和感をあらためてみてみると「時間
の長さ」が違っているように思いました。質問
をくださった方にとっての「リカバリー」とい
うのは長期的な結果，「ゴール」を言っているよ
うな感じがしました。それに対して，僕が言
っていたのは，もっと短期的なもの。「落ちて，
上がる」みたいな，そのときの限定された時間
です。
　「WRAPで自分の嫌な性格は治りますか？」
というのは，「嫌な性格が治り，それが持続す
る」ようなイメージ。それをさしての，「リカバ
リー」。対して僕は，「電気をつけたら，頭のグ
ルグルが治まった」というようなもの。そして
これが，「治療」と「リカバリー」の違いだと思
います。リカバリーが「プロセス」だと言われ
るのは，この所以から。性格を治すというこ
とで言えば，「性格悪くなっているな」って思っ
たら，「性格をいいようにもち上げていく」こと
（そのプロセス）がリカバリー。それができる
ようになっているということが，リカバリーで
きるようになっているということ。永久不変の
「いい性格」に性格を変えることができたら「リ
カバリーできた」というのではなく，というこ
とだと思います。

　そして，僕は「頭がグルグルする」を直接な
くそうとするのではなく，そうなったときにど
うしたら自分をもち上げられるか，自分の手綱
を離さないで，自分を維持できるか，それを考
えてこの1か月やってきていました。望むのは，
自分の手綱をもっているということ，それが手
から離れたというときにはそれをまた取り戻す
こと。
　そこで，調べてみました。「体験」として，「実
感」としてはこのような感じなのですが，これ
は個人の見解です。果たしてそれが（一般的
に）「リカバリー」と呼ばれているものなのか？
調べてみました。「Recovery」を辞書で引いて
みると……

1. A return to a normal state of health, mind, or
strength.[1]
（※健康，知性，能力において，通常の状態に
戻ること／筆者訳）

2. The action or process of regaining
possession or control of something stolen or
lost.[1]
（※奪われてしまった，あるいは失ってしまっ
たものを，再び所有すること，あるいはコント
ロールを取り戻す行為，あるいはその工程／筆
者訳）

the process of getting better after an illness,
injury, or period of sadness.[2]
（※病気や怪我，あるいは悲嘆の時期の後に，
だんだんよくなっていく一連の流れ／筆者訳）

　いったん，悪いほうに行った後に，元に戻る

というのがポイントかと思いました。

　次に，「WRAP」では，そして，メンタルヘルスの領域において「公」にはどう言われているのだろうと思って，調べました。これが実に興味深く，面白かったので，まずは原文のママ以下に併記します。

"Recovery" is a process of change that helps us improve our health and wellness, live a self-directed life, and work to meet our full potential in all areas of our lives.[3]

A process of change through which individuals improve their health and wellness, live a selfdirected life, and strive to reach their full potential.[4]

　前者の「WRAP」では，「リカバリーとは『変革の一連の工程』のことである。それは，それは私たちの健康と活き活きした状態（自分らしさ）を高めていくのを手助けし，自律的な生活を送ることの助けにもなるし，人生のすべての領域において自分の潜在能力のすべてに出会えるようにも働くものである」。後者の「公」では，「（リカバリーとは）『変革の一連の工程』のことである。個々人がそれをとおして，健康と活き活きした状態（自分らしさ）を高めていき，自律生活を送ること，潜在能力のすべてに到達できるように励んでいくものである」となるでしょうか。

　一目瞭然。同じことを，それぞれの立場から言っている！　目のさめるような思いがしました。しかも，2つの立場から言っているので，「リカバリー」が立体的になりました。当事者の立場からの前者では，主語が「私」。公の立場からの後者では主語が「彼ら」。そして，後者においてはその主語に「individuals」をわざわざ（しっかりと）明記されている。痺れました。つまり，「リカバリー」は十把一絡げに記述できるものではなく，1人1人違っていることが「前提として」定義されているのです。

　また，（前者において）「that helps us」。そうなのです，リカバリーは「作用」です。

　そして，文末の表現の違いもまた，「内側から」表現するか，「外側から」表現するかの違いでもって描かれていて，この2つを合わせると……「リカバリー」が立体的に立ち上がる（まるで3D映画みたいに）って思いました。

　「リカバリー」とは，健康やいきいきした状態の増進，自律的な生活，潜在能力の発見にかかわる「A process of change」（変革の工程〈目的のある一連の流れ〉）だということ。いま，自分が取り組んでいることが明確に見える化されて，力が湧いてくる感じがしています。

　今回はここまで。次回は，僕が感じていた「違和感」の正体について考えてみたいと思います。

〈引用・参考文献〉
1）Oxford Living Dictionaries：https://www.lexico.com/definition/recovery（2020年6月2日最終閲覧）
2）Cambridge Learner's Dictionary：https://dictionary.cambridge.org/dictionary/learner-english/recovery?q=Recovery（2020年6月2日最終閲覧）
3）WRAP®：Wellness Recovery Action Plan®（WRAP®）Updated Edition. Human Potential Press, 2018.
4）SAMHSA：SAMHSA's Working Definition of Recovery. Substance Abuse and Mental Health Services Administration, 2012.

CVPPP
（包括的暴力防止プログラム）
〜ダイジェストマニュアル〜

第3回

CVPPPの理念と組織での活用

下里誠二　しもさと せいじ
信州大学医学部（長野県松本市）教授

　第3回はCVPPPの理念と理念を実践すること，組織という視点からCVPPPがめざすところ，についてリカバリー志向ということとともにお伝えしたいと思います。

CVPPPの理念とは

　これまでの連載でCVPPPが特に当事者と協働するという視点を際立たせたものとなってきた経緯について書かせていただきました。2018年にJournal of Psychosocial Nursingに発表した論文[1]では，（看護師がCVPPPを習得することなどによって）自信をもつことで当事者の攻撃そのものにネガティブな態度をもつことが減少することを報告しました。CVPPPを習得することによるPerson-Centeredな視点やケアとしての介入技術の獲得は，自信をもつことにつながり，当事者が安全と安心感をもてるような態度に影響を与えます。これにより，当事者との協働をより促進させ，結果として，当事者もスタッフも安心してお互いがサポートしあい，全員で治療を進めるという意識に変化すると考えています。現在検証中ですが，これに関係することがリカバリー（正確にはパーソナルリカバ

リー）と考えています。

　リカバリーの概念については，すでにさまざまなところで紹介されていますのでここでは詳細にはふれませんが，もっとも重要なことは当事者が希望をもち続けられるようにサポートし続けることだと考えています。入院して不自由な環境下におかれ，攻撃という極端な方法で表現するとき，私たちは本当に必要であれば躊躇なく身体介入をしなければなりません。しかし，そんなときこそ希望が失われない，ということがもっとも重要でしょう。ところが私たちは実際に演習してみると，多くの場合どのように声かけしたらよいかわからないでいます。CVPPPではこのような学びをすることになります。リカバリーという枠組みのなかでは主権は当事者にあるのですから，私たちは当事者の1つ1つの反応にしっかりと目を向け，当事者に一言一言ていねいに答えていくことが求められています。CVPPPではこのことを達成するために8つの原則をつくっています（表1）。ここではごく簡単に説明しておきます。

　CVPPPは当事者を助けるための技術であって封じ込めるための技術ではありません。前回，述べたように当事者を保護室に安全につれ

て行き，スタッフのみが安心を得るというためのものではありません。当事者もスタッフもともに安心を感じるためのものです。そして当事者はあくまで人であるということは，言葉上はよく理解されているように思われていますが，リスクマネジメントとしてとらえることの弊害には当事者そのものがリスクのもと，つまり当事者が危険物という印象になってしまうことがあります。これまで紹介してきたようにあくまでケアの方法と考えると，「現場では仕方ない」と諦めるのではなく理想を考える，未来をつくるものです。そのための練習であり，自信をもつ，ということになり，このことが自然と環境をよくしていくはずと考えているのです。

CVPPPがめざすもの
―CVPPPが根づく組織とは

　CVPPPでは組織がよくなければ何も変わらないと考えているわけではなく，むしろCVPPPが組織をよくすると考えています。CVPPPが根づく組織の要素の1つに，リーダーシップがあります。これは病棟師長や看護部の管理者など，リーダーとなる人が興味をもってくださっていることで，より統一した考え方をもつことができるためです。CVPPPの活用を，ケアの質を向上するためと考えていただけると，とても浸透しやすくなるようです。

　ここまで伝えてきましたように，「身体的な介入技術の練習」としてのみ存在してしまうと，技術を練習する係のようなものができあがって，結果的に職場内の1つの係としての業務ではあるけれどほかのスタッフは特に関心がない，というようなことになってしまうかもし

表1　CVPPP　8の原則

原則①	助けに行くための包括的な技術
原則②	当事者・スタッフが安心・安全になるためのもの
原則③	当事者は「人」
原則④	ケアのための方法
原則⑤	もっとも非拘束的な方法をとる
原則⑥	諦めるのではなく理想を考える
原則⑦	落ち着くことができるスキルの獲得
原則⑧	CVPPPが環境をよくする

れません。2018年の第1回日本こころの安全とケア学会学術集会で予備的な試験結果として報告したことですが，所属部署が変わることで同じ人でも，スタッフの支配性が強くなる傾向があるかもしれません。たとえば，同じスタッフでも無力感にとらわれやすいような病棟で働けば，少しずつ援助の特性が変化するかもしれないのです。CVPPPの演習では常に「当事者中心とは何か」を考えることで自らのかかわり方を検証するものです。現在のところ，CVPPPが隔離や拘束を減らすというエビデンスが得られているわけではありません。しかし，CVPPPを理想としてのケアを追求するためのトレーニングと位置づけていただければありがたく思います。

〈引用・参考文献〉

1）Seiji Shimosato, Aimi Kinoshita：Degree of Anger During Anger-Generating Situations Among Psychiatric Staff Nurses: Association Between Nurses' Attitudes Toward Service Users' Aggression and Confidence in Intervening in Aggressive Situations. Journal of Psychosocial Nursing and Mental Health Services, 56（9），p.51-59, 2018.

最期のお別れ・最期からの学び

episode.4
語れないAさんに新調したパジャマ

田辺有理子
たなべ ゆりこ
横浜市立大学医学部（神奈川県横浜市）
講師／精神看護専門看護師

出会ったときから話せなかったAさん

私が出会ったとき，Aさんはすでに寝たきりで会話ができなかった。何回か入退院をくり返して今回も数か月の入院で帰る予定だったのに，突然急変して寝たきりになり，数年間に及ぶ全介助の入院生活の末に人生を終えるとはAさんも想像しなかっただろう。当時，この病棟では1年を超える入院は少なかった。しかし，急変してしまったAさんは退院もできず，転院する先もなく，この病棟で看取る方針となった。

決められた時間にオムツを換えて体位交換し，経鼻のチューブから栄養と薬を注入，週間予定にしたがって入浴を介助して，ときどき車イスに乗せる。経験が浅く不慣れだった私は，体格がいいAさんをストレッチャーで介助する入浴の担当は気が重かった。とはいえ，忙しいなかで呼びとめられることもなく，長々と話を聞かされることもないAさんへのケアは，自分のペースを乱されずに助かる一面もあった。いま思えば，業務をこなすことに精一杯で，何事もなく次の勤務に引き継ぐことが優先され，自ら語らないAさんに関心を向ける余裕はなかったのだ。

パジャマを新調した受け持ち看護師の思い

ある日，Aさんの受け持ち看護師と何人かの看護師がパジャマを新調しようと相談していた。カタログを広げて，「お金があるから少し値段が高くてもいいよね」「まとめて多めに買おう」と話している。遠方に高齢の姉がいたが面会もなく，パジャマを持ってきてくれる家族はいない。Aさんは生活保護を受けていて，お金を使うのはシャンプーなどの日用品のほかに病院の売店で買うお菓子ぐらいだ。寝たきりになってからはお菓子の支出が紙オムツにおきかわっただけで，生活保護費の口座は残高が増えていた。

私はパジャマを購入することに異論はなかったが，積極的に賛同できなかった。たしかにパジャマはくたびれていて，毎日の体位交換で引っ張られて穴の開いたものもあったが，まだ使える。寝たきりで話せないAさんは，新しいパジャマを買ってほしいと望

んでいるのだろうか。新しいパジャマを着たところで、会いに来る人は誰もいない。生活保護費は税金なのだから無駄に使うものではない。カタログを見る看護師の会話を聞きながら、そんな疑問が浮かんできた。

しかし、この考えは数週間後に覆された。勤務のはじめに病室を回っていくと、Ａさんが新しいパジャマを着ていた。「うわー、お似合いです。男前ですよ！」と、寝たきりで返答しないＡさんに、私は思わず大きな声で話しかけていた。生活保護を受けている患者は無駄遣いしてはいけない、安いものを選ぶ、と無意識に刷り込まれていたのだと思う。受け持ち看護師が選んだのは、「高いもの」ではなく「Ａさんに似合うもの」だった。

後になって気づくこと

それから、ゆっくりとした経過でＡさんは衰弱し、新調したパジャマの生地が薄くなっ

てきたころに息を引きとった。末期の水にと、誰かがＡさんが好きだったというコーヒーを持ってきた。受け持ち看護師は、この日のためにと、普段の着替えのパジャマとは別に新しい着替え一式をロッカーから出してきた。迎えに来る家族はいなかったが、病棟のみんなに見送られてＡさんは退院した。

このとき、デスカンファレンスに参加した記憶はないが、休憩室での会話がそれに代わるものだった。床頭台の引き出しに、院内のお祭りに参加したときの写真があって、元気な姿はその1枚だけだった。急変する前のＡさんを知っている看護師が、性格や武勇伝など、元気だったころのＡさんの思い出を話してくれて、そこには私の知らないＡさんがいた。つまり、亡くなってからはじめて知ったことがたくさんあった。私は「話せないＡさん」との対話を諦めて、関心を向けていなかったことを反省した。

精神科での看取りに備える

すべての人に、人生の最期は訪れる。当然私にも、である。もし、私がＡさんだったら、パジャマを新調されて何を思っただろうか。「そんな無駄金を使って」「趣味が悪いな」と、照れ隠しで笑い飛ばしたかもしれない。しかし、自分はよかれと思ったことを相手は望んでいない場合もあるから厄介だ。たとえＡさんのように話すことができず、直接的に意思表明できなくても、日々の看護のなかで、その人をとらえていることがあり、そうしたことが精神科看護における「看取りケア」の専門性なのかもしれない。

精神科では、これから看取りの機会は増えていく。あるいは、すでに動きだしているところもある。そのときに最善のケアを提供できるように、いまできるケアを見直すことから始めてみてはどうだろうか。

学の視点から
精神保健(メンタルヘルス)で
地域をひらく

安保寛明 あんぽ ひろあき
山形県立保健医療大学看護学科(山形県山形市) 教授

4
▼Fourth Step　空間を越えてつながるということ

緊急事態からのリカバリー

　緊急事態宣言が解除されましたね。この連載を読む方は，リカバリー（回復）という考え方の特徴もご存じではないかと思います。精神疾患を経験する人にとってのリカバリーとは，失ったり変容した物事が，もとに戻るわけではなく，新しい価値観や生きがいを伴ってやってくるという意味合いで語られてきました。つまり，リカバリーとは心理的危機の先にある新しい創造のプロセスなわけです。

　読者の方のなかには，まだ危機のさなかにある方もいるでしょう。そのなかで必要なことは「自分は孤独ではない」と感じることで，そのために必要なのは，家族や友人，あるいは同業者を含む，人によるピアサポートだと思います。そういった観点から，この2か月の間に学の視点から行ったことを紹介します。

空間を越えたつながりの必要性

　全国を対象にした緊急事態宣言の発出があったころ，医療者の心理的負担が大きい状況が続いていました。COVID-19の世界的流行は，保健医療の専門職者に社会防衛を期待する状況になったからです。COVID-19は未知のもの，見えないもの，ということから不安と恐怖が大きくなり，感染への対策だけでなく，心理面への支援が必要な状況が全国で生じました。

　そういった状況では，COVID-19感染症対策に従事する人や組織の負担を軽減するには，組織内の人的資源にすべてを委ねなくてもいいような社会的ネットワーク（つながり）の構築が必要です。組織外の人ができる支援は，多くの場合，電話やメールやWeb会議システムなどの遠隔的な方法によるものです。

　WHOなどの国際機関でも，遠隔的方法での医療者への心理社会的支援の必要性を言及していて，支援の量と質の充実が求められています。国際的には，赤十字社がガイドライン[1]を公開していますが，日本語で，かつ日本の状況に対応したガイドラインはありませんでした。

　そこで，私は日本精神保健看護学会の社会貢献委員会というところの長であることもあり，赤十字社のガイドラインや急性期的な状況における心理的支援であるサイコロジカル・ファースト・エイド[2]などの信頼できる資料をもとに，医療者を組織外から支援するための対応の工夫まとめて，ホームページやSNS（FacebookとTwitter）を通じて公開しました[3]。

ガイドラインでは，具体的な返答例を書いています。たとえば以下のような記述です[4]。

関心と共感を伝えるために重要な返答例

・あなた（○○さん）がご心配の事柄について，教えてくださったことで私にも伝わってきました。そのような状況に陥ったら，きっとあなたでなくても，あなたが先ほど話してくださったような感情を抱くと思います。

・切迫している様子が，私にも伝わってきました。同様の経験をした人を1人知っているのですが，やはり，一箇所や少数の医療機関に限定された話ではないのだと感じさせられました。

この表現は，国際赤十字社が発行している遠隔支援ガイドラインの記述をもとに作成しており，どちらも「私にも」という言葉が入っていて，相手への関心と共感を伝えています。

ほかに，COVID-19の影響下にある医療者には孤独感が生じる可能性があることを踏まえて，「4. 特に配慮が必要な心理的反応」のなかに孤独と孤立に関する項目を入れました。これも，国際赤十字社が発行している遠隔支援ガイドラインの記述を尊重しています。

一方，国際赤十字社の遠隔支援ガイドラインには，孤独や孤立感に関するケアの方法として，「日々のことをする」「目標設定をして活動性を保つ」などの具体的な記述が8種類あるのですが，種類の紹介は多くしませんでした。なぜなら，情報が多くて振り回されることによる心理的負担もあることがわかってきたからです。

5月の時点で日本の医療者に対する支援は，医療者同士が心理的に支え合うことで負担感を減らして前向きになるようにする，いわゆるピアサポートの考え方が重要と考えられました。

「知の移転」

研究結果などの信頼できる情報を場面に合わせて整理し，状況に合わせて役立てるようにすることを「知の移転（Knowledge Translation）」といいます[5]。ここでいうTranslationとは，言語的な意味での翻訳というより，文化的要素を尊重して語彙や表現，優先するべき記述を整理することを意味します。高齢者ケアなどの分野で行われているほか，精神保健の分野では自殺予防で特に活用されている考え方です。これは，学の視点からみた空間を越えたつながりで，国内や世界中の研究がどこかで役に立つための方法といえます。

〈引用・参考文献〉

1）IFRC：Remote Psychological First Aid during a COVID-19 outbreak. https://pscentre.org/wp-content/uploads/2020/03/IFRC-PS-Centre.-Remote-PFA-during-a-COVID-19-outbreak.-Final.-ENG.pdf.（2020年5月25日最終閲覧）
2）アメリカ国立子どもトラウマティックストレス・ネットワーク，アメリカ国立PTSDセンター，兵庫県こころのケアセンター訳：サイコロジカル・ファーストエイド実施の手引き 第2版. http://www.j-hits.org/psychological/pdf/pfa_complete.pdf（2020年5月25日最終閲覧）
3）一般社団法人日本精神保健看護学会：COVID-19の対応に従事する医療者を組織外から支援する人のための相談支援ガイドライン. https://www.japmhn.jp/doc/remotePFAguide.pdf（2020年5月25日最終閲覧）
4）前掲書3），p.8.
5）Grimshaw JM, et al.：Knowledge Translation of Research Findings. Doi：10.1186/1748-5908-7-50, 2012.

Next Step
精神保健の時代に合わせた学のあり方

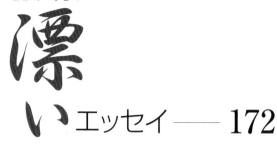

坂田三允の

漂い エッセイ—— 172

あの日のオルガン

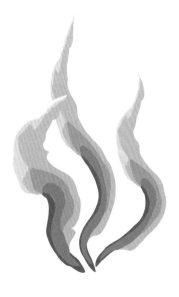

1週間ほど前のことだ。帰宅したら夫がDVDを見ていた。「お暇でいいわね〜」と嫌味の1つも言いたい気分だったのだが，言わないことにして「何見てるの〜」と聞くと，以前夫が見たいと言ったことを娘が覚えていて，「5本1週間1000円」でレンタルしてきたうちの1本であった。夫はそれをすっかり忘れて，「そんなこと言ったかなあ」と放置していたのだが，その日の深夜が返却期限ということで，せっかくだから見ておこうという気になったようだ。まだ始まったばかりだというので，私もそれを見ることにした。どのような物語なのか，何も知らないまま眺めていたのだが，いつの間にか引きつけられて見入ってしまった。

最初に目に入ったのは，小高い丘のような場所の平らなところにゴザが敷いてあり，そこに古いオルガンが置かれ，セミロングでストレートヘアの若い女性の演奏に合わせて子どもたちが歌っている場面だった。男の子は丸坊主だし，女の子もおかっぱだ。オルガンを弾いている女性のモンペ（と言って「通じるのだろうか？」と不安になりグーグルで検索したら，最初

に出てきたのは「モンスターペアレントのこと」という説明で驚いてしまった。一応女性の野良着という説明もあったので大丈夫だと信じた）は絣模様。歌っていたのは「雀の学校」。子どもたちはとても楽しそうだ。なんだか懐かしい光景。私の小学生時代の雰囲気。もちろんオルガンは校舎のなかにあり，先生はモンペなどではなく花柄のワンピースを着ていらっしゃったし，子どもも，もう少し大きかったけれど……と思いながら見ていると，場面はだだっ広い板の間に布団を敷いて眠っている大勢の子どもたちと数人の若い女性の姿に変わり，朝，何人かの子どもたちのおねしょにてんてこ舞いの女性たちが映された。

それは太平洋戦争終戦間近の，ある保育園の様子を描いたものだった。だだっ広い板の間はお寺の本堂。それも，人がいなくなって久しい荒れ寺。破れ障子を保育士さんが張り替えると，片っ端から子どもたちが破いていく。子どもたちと保育士さんの追いかけっこが始まり……生活のなかに遊びがあって，子どもたちは叱られてもめげない，いきいきと跳ねまわっ

坂田三允
さかた みよし
多摩あおば病院看護部顧問（東京都東村山市）

ている。「あ〜生きているんだな〜」と思わせてくれる。保育士さんたちは個性豊かだ。論理的で，しっかり者のリーダー楓さん。楓さんからいつも叱られてばかりだけれど，子どもたちと遊び，一緒になっていたずらをし，笑顔にすることが得意なみっちゃん先生。そんなみっちゃん先生を慰め，励ましてくれる先生など。でも，食べ物は……大根。大根。大根。「どんなに工夫しても大根は大根……」。お炊事の担当者が嘆く。「文化的な生活からは程遠い」と楓さんが東京の本部への手紙に書く。戦後生まれの私だけれど，お弁当のおかずが梅干しやたくあんだけ，たまに塩烏賊の焼いたもの，卵焼き？あったかなぁという生活だったから，文化的な生活という言葉には少し引っかかる。都会と田舎はやっぱり違っていたんだなぁと思う。でも，文化って一体，なんだろう。

ともあれ，保育園での生活は続き，さまざまな困難が発生する。ある日，買い出しか何かで自転車で出かけていた保育士さん（名前は忘れてしまった）が，石ころにハンドルをとられて転び，戦争で片目を負傷して故郷に帰っていた青年に助けられ，青年に1粒のキャラメルをもらっているところを憲兵（？）に目撃される。色目を使って青年を誘惑したと責められ，村の寄り合いで荒れ寺を紹介した人までが責められるという騒動になり，誤解が解けるまで保育士さんは東京に帰ることになる。みっちゃん先生が自転車に2人乗りで駅まで送る。「この道はいつか来た道……」と2人で歌いながら。みっちゃん先生は言う「絶対帰ってきてね」。「うん」と答えつつ青年にもらったキャラメルをみっちゃん先生に渡して……。

そして，3月10日，東京は焼け野原となり，子どもたちの父や母，祖父……，みっちゃん先生の親友も亡くなる。みっちゃん先生は食事もせず，部屋にひきこもって泣いている。でも，父母も祖父も亡くしてしまった子どもにそのことを伝えるのは親友を亡くしたあなたしかない，と親友の死を伝えてくれた保育士さんに言われてみっちゃん先生はその役割を果たす。そんなつらい日々を送る彼女たちにも空襲の影が迫る。空襲警報が鳴り，子どもたちを起こして逃げる準備をさせているときに楓さんは叫ぶ。「もうやめよう。逃げても逃げても戦争は追いかけてくる。もう嫌」。戦争が終わっても，子どもたち全員の行く先が決まるまで保育園は続けられた。

この映画は，東京都・品川の戸越保育所と東京都・墨田の愛育隣保館の2つの保育所の保育士11人，園児53人が埼玉県南埼玉郡平野村（現蓮田市）の無人寺・妙楽寺へ集団疎開した記録を関係者への取材をもとに克明に綴った実話が原作である。原作は久保つぎこさんという方だ。原作は1982年に刊行されているが，映画は2019年に公開された。久保さんは「『あの日のオルガン』映画化は，なぜいまのタイミングで行われたのだと思いますか？」という質問に対して，「70代，80代の戦争体験者の危機感がたいへんなものだから。またしても戦争になるのではないかという危機感です。戦争の悲惨さを知っている人はどんどん減っているけれど，高齢者の声はとても大きいと思います」と答えられている。

始めてしまえば「逃げても逃げても戦争は追いかけてくる」。始めてはいけない。心からそう願う。

喪失と再生に関する私的ノート

［NO.79 看護師のゆく先にあるもの①］

NPO法人相双に新しい精神科医療保健福祉システムをつくる会
相馬広域こころのケアセンターなごみセンター長／精神科認定看護師
米倉 一磨 よねくら かずま

　心のケアを行う看護師は，心病む人々を救う使命もありますが，労働者として賃金を得て地域で生活する住民といった一面もあります。しかし，仕事を続けていくには体力的にも能力的にも限界はやってきます。看護師として一生を終えずに，まったく違った人生をスタートさせる方もいます。今回は，東日本大震災後，福島第一原子力発電所事故で人口が激減した飯舘村で，2020（令和2）年5月からパン屋さんを開業した1人の看護師を紹介いたします。

スーパーウーマン現る

　震災後，私は福島県立医科大学心のケアチーム（以下，心のケアチーム）でボランティアをしていましたが，被災者でもあり，原発事故によって病院も休止となり，仕事もないなかで，活動に必要な携帯電話や車両は持ち出しで参加せざるを得ませんでした。そんなとき，大学院でともに学んだ田中さんが1台の車両を寄付してくださったのです。その車両は狭い道も入っていける軽車両でした。当時，心のケアチームには現地で行動可能な車両が不足していました。これにより，しばらくの間，被災者への支援を行うことができました。

　そして，2012（平成24）年に相馬広域こころのケアセンターが設立され，翌2014（平成26）年には訪問看護ステーションなどの事業所が拡大され，看護師が必要になってきました。被災地だけでは看護師の確保が困難であるため，前述のとおり被災地に関心が高い田中さんを勧誘してみることにしたのです。田中さんは，アメリカの学校を卒業し，航空会社のCAなどの一流企業に勤めた経験のある能力の高い女性です。看護大学を卒業したのちは，がん看護専門看護師になるため福島県で大学院に通い，専門看護師の資格取得後は関東の病院に就職し，活躍していました。そんなスーパーウーマンが私たちの事業所にきてもらえるのか，期待を込めながら勧誘をしたところ承諾してくれました。もともと精神障がい者のがんのターミナルケアや地域でのケアにも関心が高く，看護師として実践の場に地域を選んでくれました。

看護師が地域の一員となること

　田中さんは，大都市に住み，大きな企業に所属した経験はあるものの，福島県の相双地区のような人口が少ない地域で仕事をした経験はありませんでした。そのため，大都市の人間関係

とはまったく違う，人との深いつながりや地域性に慣れることには時間がかかるようでした。また，アメリカでの生活が長く，頭の回転も速い田中さんは，物事をとてもストレートに表現する習慣があり，住民やスタッフからどうとらえてもらえるのかという心配が私にはありました。しかし数年経つと，田中さんは方言や習慣にもなじみ，福島第一原子力発電所事故で長期的な避難を強いられた飯舘村への訪問を通じ，関心が高まってきたようでした。

　そのなかで田中さんの人生を変えたきっかけは，震災後に見た「椏久里珈琲店」の荒れた外観でした。飯舘村には，震災前から自家焙煎のコーヒーが売りの椏久里珈琲店という人気の珈琲店がありました。自然豊かな飯舘村の森をバックに，モダンな古民家の落ち着いた佇まい。当時珍しかった大型の自家焙煎機で生まれる香り豊かな珈琲は，村外からも訪れる客も多いほど人気となっていました。また，椏久里珈琲店は福祉事業所の喫茶店にもコーヒー豆を提供し，おいしい入れ方の講習会を開催するなどしていました。原発事故後は福島市で再開したため，飯舘村のすてきな建物が風化しつつあるのが残念だと脇をとおるたび心が痛みました。そのため，新しく店を構えるには絶好の場所でした。

　田中さんは「この店が開いたら飯舘村も元気になるのでは」と思っていたようです。椏久里珈琲店は飯舘村には戻ってこないという噂を聞き，「自分に何かできることはないか」と考え，B型就労支援所を鑑みて，パン屋なら精神障がい者の人たちも働けると考えました。しかし，老舗の喫茶店ですから，信頼のうえ物件を貸し

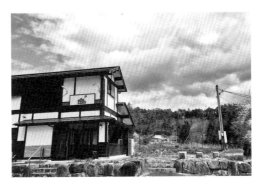

図1　村カフェ753(なごみ)

てもらうためには土地をよく知る村民の仲介が必要です。まず，私たちの知り合いであった元飯舘村仮設住宅管理人の北原さんと田中さんと私の3人で，オーナーの避難先である福島市へ行くことにしました。福島市に新しく構えた店は地域で人気の喫茶店となっていました。田中さんが飯舘村の店舗を貸してくれるようお願いしたところ，心よく承知してくださいました。後で聞いたのですが，オーナーは私たちの活動をよく知っている方だったのです。震災後すぐは「心のケア」自体あまり住民に知られていなかったのですが，数年支援を続けていくなかで，一般の住民が心のケアの存在を知って，どこかでその関係性が発展し，支え合いが生まれたその瞬間に出会えたような気がしました。心のケアの活動はなかなか人の目につく機会が少ないのですが，飯舘村の支援やマスメディアへの取材協力など，地道な努力によって知られていることを実感しました。

　そして，いよいよ「村カフェ753（なごみ）」の開店に向けスタートしたのです（図1）。

　　　　　　　　　　　　　　　　〈次号へ続く〉

精神科認定看護師 実践レポート

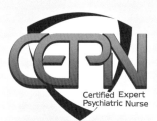

長崎県精神医療センター
（長崎県大村市）
精神科認定看護師
後藤悌嘉
ごとう ともひろ

4 うつ病看護の専門性を活かした活動
日々，ブラッシュアップ

　私が所属する施設は，長崎県の精神科三次救急を担う機能特化型の中核病院であり，精神科救急病棟，医療観察法病棟，児童思春期病棟，難治例を対象とした包括病棟の4つの病棟を備えた139床の病院である。専門性に特化した病棟で質の高い看護を提供するため，組織的に人材育成に取り組んでおり，2020（令和2）年現在，日本精神科看護協会が認定する精神科認定看護師が12名，日本看護協会が認定している精神看護専門看護師が1名在籍している。院内で，リソースナース委員会を立ち上げ，積極的に情報交換を行っている。

専門性の異なる病棟への異動

　私は2009（平成21）年に精神科認定看護師の資格を取得し，翌2010（平成22）年から現在の病院に所属した。これまで精神科救急病棟や包括治療病棟での勤務を経て，現在は医療観察法病棟に勤務している。資格取得にあたり，うつ病看護を専門的に学んだこともあり，精神科救急病棟で勤務していたときは，主にうつ病の患者の看護についての助言や指導などの役割を担っていた。精神科救急病棟の場合，どうしても入院の要因となった活発な急性症状がある患者が優先されやすく，自室にひきこもり，なかなか外へ出てこないうつ病患者のニーズには気づきにくい。そういったうつ病患者のニーズを掘り起こし，チームに伝えることも自身の役割として認識して意識的に取り組んでいた。

　しかし，包括治療病棟へ異動となり，うつ病の患者を看護する機会が減少した。専門性が異なる病棟への異動というのはキャリアアップの機会ではあったが，うつ病看護の専門性を活用してスキルアップをはかることはこの部署では難しいと感じ，「自身の専門性をどのように組織へ還元していけばよいか」といった困惑を抱えながら勤務に臨んでいた。鈴江は，認定看護師が役割を獲得するまでのプロセスについて，最初に直面する段階として「役割活動が思うようにできない困惑から，対処の糸口をつかんでいこうとする段階」があることを報告している[1]。私の場合も，病棟異動に伴って生じたこの困惑が自分自身の専門性をより向上させるきっかけとなった。

うつ病看護で学んだ知識を現場に落とし込む

　包括治療病棟へ異動してから3か月が過ぎたころ，衝動行為をくり返す患者について，うつ病看護に関する研修で学んだ認知行動療法の枠組みを活用したアセスメントを行い，その内容をチームで共有した。衝動行為といった行動面にばかり着目するのではなく，その背景にある認知や感情に視点を向けてアセスメントを行うことで，患者の行動をより適切に理解できることを説明した。同じ行動であっても背景にある患者の思いに着目し，振り返りを行うようにしたことで，患者の衝動行為が減少し，自尊感情の向上にも寄与できた。さらには，看護師がもつ患者に対する陰性感情の軽減をはかることができ，治療抵抗性の難治性患者に対する看護の可能性をチームで感じられ，現場のモチベーションの向上につながった。

　これをきっかけに認知行動療法について文献検索を行うと，うつ病や不安を訴える患者だけでなく，統合失調症の幻聴などに対しても効果が報告されている[2]ことが理解できた。それだけではなく，認知再構成や暴露といった技法に関しては体系的に用いられてはいないものの，精神科臨床で古くから用いられてきた対応の手段であることに気づいた。この経験をもとにうつ病以外の患者にも認知行動療法の枠組みや技法を用いて対応し，うまくいった場面を振り返り，その看護ケアをチームに伝えた。これによって，自身のケアの目的や予想されるアウトカムについて他者に伝えることが可能になり，チーム内で看護を共有することができるようになった。

知識の幅と活動の広がり

　そのほかにも，統合失調症の自殺の場合，頻回の退院要求や活発な陽性症状，学歴の高さなどが関係しており[3]，強い抑うつ症状が回復してきた際に発生することが多いとされるうつ病の自殺と傾向が異なることに気づくことができた。自殺というと，うつ病の患者をイメージすることが多い。実際，精神疾患を背景に自殺にいたる患者のうち，30%が感情障害圏内の患者であり[4]，14%の統合失調症の患者と比較しても約2倍と，精神疾患のなかでももっとも自殺にいたる頻度が高いことが報告されている。しかし，入院患者の内訳に関するデータ[5]を見てみると，統合失調症の患者が感情障害の患者の入院数の5倍となっている。つまり，入院に限って考えると統合失調症患者の自殺のほうが多く発生している計算となる。そのため，院内の自殺予防において統合失調症の患者の自殺リスクを正確に査定することの重要性について，学習会などを通じてスタッフへ情報提供を行った。いまは，資格取得の研修会で学んだ自殺予防や認知行動療法の知識やスキルをもとにした情報提供によって，精神科看護に必要な知識が徐々に広がっていく実感を得ている。

　そのほかの活動として，看護研究支援を毎年実施している。指導を行う際には，研究に取り組む当事者が何を明らかにしたいのか時間をかけて抽出するように促している。私の関心事項ではなく，研究の当事者が知りたいことについて文献などを交えて明らかにしていく作業は，結果的に私の専門性の幅を広げてくれる貴重な機会となっている。

専門性を高めるための仲間とのつながり

　院外の活動としては，うつ病看護研究グループに所属している。うつ病看護研究グループは，うつ病看護をテーマに看護の質の向上をめざし，精神科認定看護師としての取り組みを継続していくための情報交換，実践活動，研究活動などを行うことを目的にしている。2008（平成20）年にうつ病看護を学んだ有志により精神科認定看護師の会のなかに組織された。精神科認定看護師の資格を取得した当時，学術集会で開催されている「精神科認定看護師の会」主催の相談ブースでこの会の存在を知った。会を通じてメンバー間の情報交換はもちろん，学術集会での企画の開催，勉強会や共同研究などを行うことで，自身のストレングスが強化され，精神科認定看護師としての成長や実践を支える重要な場となっている。

今後の目標

　これまでのキャリアで，自身のやりたいことや，やれることだけではなく，自身に必要とされていることは何かを模索しながら取り組んでいくことが，スキルアップにつながることを学んだ。「精神科の専門家だから，身体科の分野はわからない」というのでは，目の前にいる人と向き合い，寄り添うことは難しいと考える。対象となる方をより全人的にとらえられるようになるために，自身のストレングスを意識しながらも，分野にとらわれず多くのことを学び，吸収していきたい。多くの仲間とつながりながら，当院の看護部理念である「寄り添い，成長する看護」をめざして今後も活動していきたいと考える。

〈引用・参考文献〉
1）鈴江智恵：認定看護師が役割を獲得するまでのプロセスに関する研究．実践政策学，4（2），p.159-168，2018.
2）則包和也：幻聴が及ぼす影響を多角的に評価する面接マニュアル「ホットチャート」の実践―認知療法の視点を取り入れた幻聴のアセスメント．日本精神保健看護学会誌．22（1），p.21-28，2013.
3）樋口輝彦編：自殺企図―その病理と予防・管理．永井書店，p.90-97，2003.
4）Bertolote J.M., Fleischmann A.：Suicide and psychiatric diagnosis：a worldwide perspective. World Psychiatry, 1（3），p.181-185, 2002.
5）厚生労働省：平成29年（2017）患者調査の概況．https://www.mhlw.go.jp/toukei/saikin/hw/kanja/17/dl/kanja.pdf（2020年5月30日最終閲覧）
6）岡田佳詠：認知行動理論に基づく精神看護過程　よくわかる認知行動療法の基本と進め方．中央法規出版，2016.
7）白石裕子，則包和也：統合失調症の症状への認知行動療法の動向と展望．香川県立保健医療大学紀要，1，p.117-122，2004.

• 精神科認定看護師制度のお問い合わせ先
日本精神科看護協会　認定事業担当
TEL：03-5796-7033　FAX：03-5796-7034
QRコードからアクセス
http://www.jpna.jp/education/
certified-nurse.html

情報コーナー

精神科認定看護師認定試験合格者の声

　2020（令和2）年度の精神科認定看護師は833名になりました。今年2月に実施された認定試験に合格した精神科認定看護師から資格取得のプロセスで学んだことを教えていただきました。

精神科看護への熱意と志を高めあえる仲間との出会い
―教育課程での学びと今後の抱負

　私は8か月コースの教育課程を受講し，集中して精神科看護の最新の知識と技術を学びました。多くの学びのなかで，対象者のストレングスを理解した援助の重要性を感じ，臨地実習ではこの学びを実践につなげました。実習では対象者とその人が暮らす地域の現状と，必要な精神科医療・看護を考えるとともに，自分の考えを整理して伝えるという自己の課題を見出すことができました。そして，その人らしさを尊重した支援を行い，精神科看護のやりがいを再確認できました。

　また，全国各地から参加しているほかの受講者とのグループワークや交流をとおして，学びの共有だけでなく，精神科看護に対する熱意や志を高め合うこともできました。このつながりが教育課程を終えたいまも続いていることは，私の大きな財産となっています。

　教育課程をとおして地域における精神科医療・看護に興味をもちましたが，まずは自分の勤務している施設で今回の学びを活かした実践を行い，自分にできることを一歩ずつ進めながら，患者様へ質の高い看護を提供していきたいと思います。

一般財団法人愛成会弘前愛成会病院（青森県弘前市）　**鈴木 光**　すずき ひかる

自分の言葉で目標を明確に
―研修会，実習を乗り越えて

　資格を取得するための研修会では，新たな看護の視点に気づくことも多く，根拠や理論にもとづいた看護展開の大切さをあらためて理解することができました。1人では煮詰まってしまいがちですが，同じ志をもつ仲間との何気ない会話から始まる"ミニカンファレンス"はとても刺激になり，自分を突き動かす原動力にもなりました。

　実習では精神科認定看護師の4つの役割をもとに自分自身の実習目標を掲げますが，重要となるのは事前準備です。自分の言葉で整理し，実習目標や実習計画を明確化することで，ぶれずに実習へ取り組むことができました。また，実習前の準備には課題レポートがありますが，担当の講師の方々が随時相談に乗ってくださり，添削などもたいへんていねいにしてくださいました。自己課題を把握しそれを乗り越えることで，自信につながるきっかけにもなります。困ったときはすぐに相談することをおすすめします。

　今年は教育課程中止に伴い影響を受ける方も多いと思いますが，この記事を通じてモチベーション維持につながればと思います。みなさま，体調管理には十分お気をつけください。

長浜赤十字病院（滋賀県長浜市）　**吉田麻美**　よしだ あさみ

精神科看護
THE JAPANESE JOURNAL OF PSYCHIATRIC NURSING

NEXT ISSUE
次号予告
2020年7月20日発売

2020

8

特集
虐待ケースと精神科看護

虐待への介入における家族支援のたいせつさ
訪問看護における虐待ケースへの介入
アディクションという視点からみる虐待
精神科病院における虐待ケースへのかかわり

EDITING POST SCRIPT

◆緊急事態宣言は解除されたものの，一寸先は闇とばかりに展開が読めないこの状況。一般に生活する私ですらこうでは，医療にたずさわる方の懸念はさぞやと思います。今号はメンタルヘルスに関して特集しましたが，私が行うセルフケアはとにかく自転車で走ること（もちろん人と接触せずに）。風が強い，坂がつらい，散歩している犬がかわいい，と目の前にある事実だけとらえる時間は，余計な考えごととをせずに済み，頭のリセットにちょうどいいようです。遠出はまだ推奨されていないですが，いつかもっと遠くへ行きたいところです。

(C)

◆上半期が終わりそうです。けれど，春をすっぽり盗み取られたような心持ちがして，その実感が湧きません。こちらに悟られまいとして，時間がそそくさ逃げていく感じ。竜宮城にも行ってないのに浦島太郎になったような。季節が移ろうことをからだで感じて，自分なりに区切りをつけていくことが，生きている実感にとっていかに大事か。思い出すのは，ある長期入院患者さんの「自分でも実感わかないよ。15年もここに居続けているなんて」という言葉。決して自分の感覚とこの患者さんの体験を同列には語れないけれど。

(S)

STAFF

◆編集委員会（五十音順）
　金子亜矢子（一般社団法人日本精神科看護協会）
　小宮浩美（千葉県立保健医療大学健康科学部）
　佐藤恵美子（一般財団法人聖マリアンナ会東横惠愛病院）
　早川幸男（一般社団法人日本精神科看護協会）
　中村博文（茨城県立医療大学保健医療学部）
◆協力　一般社団法人日本精神科看護協会
◆EDITOR
　霜田　薫／千葉頌子
◆DESIGNER　田中律子／浅井　健
◆ILLUSTRATOR　BIKKE
◆発行所
　（株）精神看護出版
　〒140-0001　東京都品川区北品川1-13-10
　　　　　　　ストークビル北品川5F
　TEL.03-5715-3545／FAX.03-5715-3546
　http://www.seishinkango.co.jp/
　E-mail　info@seishinkango.co.jp
◆印刷　山浦印刷株式会社

2020年7月号　vol.47　No.7　通巻334号
2020年6月20日発行
定価(1,000円＋税)
ISBN978-4-86294-238-8

精神科看護

定期購読
のご案内

月刊「精神科看護」は定期購読をおすすめします。送料，手数料は無料でご指定のご住所へお送りいたします。バックナンバーからのお申し込みも可能です，購読料，各号の内容，申し込み方法などは小社webサイト（http://www.seishinkango.co.jp/）をご確認ください。